Philipp Westhofen

VKORC1L1 und Vitamin K vermittelte zelluläre Antioxidation

Philipp Westhofen

VKORC1L1 und Vitamin K vermittelte zelluläre Antioxidation

Funktionelle Untersuchungen zur zellulären Antioxidation und Lokalisierung der Vitamin K 2,3-Epoxid Reduktase C1L1

Südwestdeutscher Verlag für Hochschulschriften

Impressum/Imprint (nur für Deutschland/only for Germany)
Bibliografische Information der Deutschen Nationalbibliothek: Die Deutsche Nationalbibliothek verzeichnet diese Publikation in der Deutschen Nationalbibliografie; detaillierte bibliografische Daten sind im Internet über http://dnb.d-nb.de abrufbar.
Alle in diesem Buch genannten Marken und Produktnamen unterliegen warenzeichen-, marken- oder patentrechtlichem Schutz bzw. sind Warenzeichen oder eingetragene Warenzeichen der jeweiligen Inhaber. Die Wiedergabe von Marken, Produktnamen, Gebrauchsnamen, Handelsnamen, Warenbezeichnungen u.s.w. in diesem Werk berechtigt auch ohne besondere Kennzeichnung nicht zu der Annahme, dass solche Namen im Sinne der Warenzeichen- und Markenschutzgesetzgebung als frei zu betrachten wären und daher von jedermann benutzt werden dürften.

Verlag: Südwestdeutscher Verlag für Hochschulschriften GmbH & Co. KG
Dudweiler Landstr. 99, 66123 Saarbrücken, Deutschland
Telefon +49 681 37 20 271-1, Telefax +49 681 37 20 271-0
Email: info@svh-verlag.de

Zugl.: Bonn, Universität, Diss., 2010

Herstellung in Deutschland:
Schaltungsdienst Lange o.H.G., Berlin
Books on Demand GmbH, Norderstedt
Reha GmbH, Saarbrücken
Amazon Distribution GmbH, Leipzig
ISBN: 978-3-8381-2676-0

Imprint (only for USA, GB)
Bibliographic information published by the Deutsche Nationalbibliothek: The Deutsche Nationalbibliothek lists this publication in the Deutsche Nationalbibliografie; detailed bibliographic data are available in the Internet at http://dnb.d-nb.de.
Any brand names and product names mentioned in this book are subject to trademark, brand or patent protection and are trademarks or registered trademarks of their respective holders. The use of brand names, product names, common names, trade names, product descriptions etc. even without a particular marking in this works is in no way to be construed to mean that such names may be regarded as unrestricted in respect of trademark and brand protection legislation and could thus be used by anyone.

Publisher: Südwestdeutscher Verlag für Hochschulschriften GmbH & Co. KG
Dudweiler Landstr. 99, 66123 Saarbrücken, Germany
Phone +49 681 37 20 271-1, Fax +49 681 37 20 271-0
Email: info@svh-verlag.de

Printed in the U.S.A.
Printed in the U.K. by (see last page)
ISBN: 978-3-8381-2676-0

Copyright © 2011 by the author and Südwestdeutscher Verlag für Hochschulschriften GmbH & Co. KG and licensors
All rights reserved. Saarbrücken 2011

Zur Kenntnis:

Diese Arbeit entstand unter Leitung von Herrn Prof. Dr. med. Johannes Oldenburg, Direktor des Instituts für Experimentelle Hämatologie und Transfusionsmedizin am Universitätsklinikum Bonn, zwischen 2005 und 2010 in seiner Arbeitsgruppe. Wesentliche Teile dieser Arbeit wurden im April 2011 unter dem Titel: *„Human Vitamin K 2,3-Epoxide Reductase Complex Subunit 1-like 1 (VKORC1L1) Mediates Vitamin K-dependent Intracellular Antioxidant Function."* im *Journal of Biological Chemistry* publiziert **(J Biol Chem. 2011 Apr 29;286(17):15085-94)**.

Universität Bonn, 2010
Dekan: Prof. Dr. U.-G. Meißner
1. Gutachter: Prof. Dr. Johannes Oldenburg
2. Gutachter: Prof. Dr. Waldemar Kolanus

Theorie(n) des Alterns:

„Jeder, der sich die Fähigkeit erhält, Schönes zu erkennen, wird nie alt werden."

Franz Kafka (1883 – 1924), Schriftsteller

„Aging: a theory based on free radical and radiation chemistry" (1956)

Denham Harman (geb. 1916), Wissenschaftler

für Nicole

Abkürzungsverzeichnis:

°C	Grad Celsius
A	Ampere
AS	Aminosäure
Bidest.	Bidestillatus
bp	Basenpaar
bzw.	Beziehungsweise
ca.	Circa
DAD	Diodenarray-Detektor
ddNTP	Didesoxy NTP
dest.	Destillatus
DNA	Desoxyribonukleinsäure
dNTP	Desoxy NTP
E. coli	Escherichia coli
eGFP	enhanced green fluorescent protein
ER	Endoplasmatisches Retikulum
ERO1	Endoplasmatisches Retikulum Oxidoreduktase 1
et al.	et altera
g	Gramm
g	Erdbeschleunigung 9,81 m/s^2
Glc	Glukose
h, min, s,	Stunde, Minute, Sekunde
H_2O_2	Wasserstoffperoxid
HPLC	Hochleistungsflüssigkeitschromatographie
l	Liter
m	Meter
M	Molar, mol pro Liter
m, µ, n, p	milli-, mikro-, nano-, pico-
mRNA	Boten RNA (messenger RNA)
NTP	Nukleotidtriphosphat
PCR	Polymerase Kettenreaktion
PDI	Protein-Disulfid-Isomerase
pH	pH = -log[H$^+$]
RNA	Ribonukleinsäure
ROS	Reactive oxygen species
Rpm	revolutions per minute (U/min)

RT	Raumtemperatur ~25 °C
RT	Reverse Transkription
TFBS	Transcription factor binding side
u.a.	Unter anderem
ü.N.	über Nacht
UV	Ultraviolett
V	Volt
v/v	volumen per volume
VKORC1	Vitamin K Oxidoreduktase Komplex Untereinheit 1
VKORC1L1	Vitamin K Oxidoreduktase Komplex Untereinheit 1 like 1
w/v	weight per volume
z. B.	zum Beispiel

1	**Einleitung**	1
1.1	Reaktive Sauerstoffspezies (ROS) und oxidativer Stress	1
1.2	Antioxidative Schutzmechanismen	4
1.2.1	Enzymatische Mechanismen gegen ROS	4
1.2.2	Nicht-enzymatische niedermolekulare Antioxidantien	5
1.3	VKORC1, der Vitamin K-Zyklus und Vitamin K-abhängige Proteine	11
1.4	VKORC1L1 – das VKORC1-Paralog	15
1.5	Hypothetische Funktion der VKORC1L1 in der zellulären Antioxidation	17
2	**Ziele der Arbeit**	18
3	**Material und Methoden**	19
3.1	Material	19
3.1.1	Chemikalienliste	19
3.1.2	Geräteliste	20
3.1.3	Verbrauchsmaterial	20
3.1.4	Kommerzielle Anwendungs-Kits	21
3.1.5	Plasmide	22
3.1.6	verwendete Puffer	22
3.1.7	verwendete Primersequenzen	23
3.1.8	verwendetes biologisches Material und Enzyme	24
3.2	Molekularbiologische Methoden	25
3.2.1	Polymerase-Kettenreaktion (PCR)	25
3.2.2	Reverse Transkription	27
3.2.3	RNA-Isolation aus HEK 293T Zellen	27
3.2.4	Kolonie-PCR	27
3.2.5	Agarose-Gelelektrophorese	28
3.2.6	Isolation von DNA aus Agarosegelen	28
3.2.7	Präperative Plasmidisolierung	28
3.2.8	DNA-Verdau mit Restriktionsendonukleasen	29
3.2.9	Ligation von DNA-Fragmenten	29
3.2.10	Transformation von Plasmiden in *E.coli* DH5□	30
3.2.11	Sequenzierung und Ethanol-Acetat-Fällung	30
3.3	Zellbiologische und enzymologische Methoden	32
3.3.1	Kultivierung von Säugerzelllinien	32
3.3.2	Subkultivieren von Zellen	32
3.3.3	Langzeitlagerung von Zellen	32
3.3.4	Zellzahlbestimmung	33

3.3.5	Transfektion von Säugerzellen	33
3.3.6	Herstellung von Gesamtzell-Homogenat	34
3.3.7	Bestimmung der Proteinkonzentration (nach Lowry)	34
3.3.8	TCA-Proteinfällung	35
3.3.9	Messung der Zellviabilität (MTT-Assay)	35
3.3.10	Detektion freier Sauerstoffradikale	36
3.3.11	Messung der Protein-Peroxidation in Zellen	37
3.3.12	Protein Co-Lokalisation der VKORC1L1	38
3.3.13	Bestimmung von K_M und V_{MAX} für die VKORC1L1	38
3.3.14	Epoxidsynthese nach Tishler et al.	39
3.3.15	Messung stressinduzierter VKOR-Expression und VKOR-Aktivität	40
3.4	Bioinformatische *in silico* Analyse	40
4	**Ergebnisse**	**41**
4.1	Zelluläre Lokalisation von VKORC1L1	41
4.1.1	Endoplasmatisches Retikulum	41
4.1.2	Mitochondrien, Peroxisomen, Zellmembran	41
4.1.3	Natives eGFP: Expression und Fluoreszens in PTK-Zellen	44
4.2	Enzymologische Charakterisierung der VKORC1L1	44
4.2.1	Auftrennung und Quantifizierung von Vitamin K-Derivaten	44
4.2.2	VKORC1L1-Kinetik: Bestimmung von K_M und V_{MAX}	45
4.3	Funktionelle Eigenschaften der VKORC1L1	47
4.3.1	*In silico* Analyse der *VKORC1L1*-Promotorregion	47
4.3.2	Messung der stressinduzierten VKOR-Aktivität	48
4.3.3	*VKORC1L1* und *VKORC1* mRNA-Quantifizierung nach Stressinduktion	49
4.3.4	Photometrische Messung der Zellviabilität	50
4.3.4.1	*Auswirkungen von oxidativem Stress auf die Viabilität*	*51*
4.3.4.2	*Einfluss von Antioxidantien auf die Viabilität*	*52*
4.3.4.2.1	*Vitamin K1*	*52*
4.3.4.2.2	*Vitamin K2*	*53*
4.3.4.2.3	*Co-Enzym Q10*	*53*
4.3.4.3	*Einfluss von VKORC1L1 auf die Viabilität*	*54*
4.3.4.3.1	*Überexpression der VKORC1L1*	*54*
4.3.4.3.2	*VKORC1L1 und Vitamin K1*	*55*
4.3.4.3.3	*Viabilitätsmessung nach VKORC1L1 knock-down*	*56*
4.3.5	ROS in Abhängigkeit von VKORC1L1 und Vitamin K	57
4.3.5.1	*Einfluss verschiedener Antioxidantien auf die ROS-Bildung*	*58*

4.3.5.1.1	Vitamin K1 und Vitamin K2	58
4.3.5.1.2	Coenzym Q10 und Vitamin E	59
4.3.5.2	Einfluss von VKORC1L1 und VKORC1 auf ROS-Bildung	60
4.3.5.2.1	Überexpression von VKORC1L1	60
4.3.5.2.2	Überexpression von VKORC1	61
4.3.5.2.3	ROS-Bildung nach VKORC1L1 knock down durch siRNA	61
4.3.5.2.4	ROS-Bildung nach Hemmung der VKOR durch Warfarin	62
4.3.5.3	Zusammenwirken von VKORC1L1 mit Antioxidantien gegen freie Radikale	63
4.3.5.3.1	Vitamin K1 und K2	63
4.3.5.3.2	Co-Enzym Q10 und Vitamin E	64
4.3.5.4	Antioxidantien und VKORC1L1 knock down	64
4.3.6	Quantitative Messung von Carbonylgruppen	65
4.3.6.1	Einfluss von VKORC1L1 und VKORC1 auf die Protein-Peroxidation	66
4.3.6.2	Einfluss von Vitamin K1 auf die intrazelluläre Protein-Peroxidation	67
5	**Diskussion**	**69**
5.1	Zelluläre Lokalisation von VKORC1L1	70
5.2	Charakterisierung der enzymologischen Konstanten der VKORC1L1	73
5.3	Funktionelle Eigenschaften der VKORC1L1	76
5.3.1	Messung der stressinduzierten VKOR-Aktivität	77
5.3.2	Messung der VKORC1L1 mRNA Expression nach Stressinduktion	78
5.3.3	Photometrische Messung der Zellviabilität	80
5.3.4	Freie Sauerstoffradikale in Abhängigkeit von VKORC1L1 und Vitamin K	83
5.3.5	Quantitative Messung der intrazellulären Protein-Peroxidation	89
6	**Zusammenfassung der Arbeit**	**95**
7	**Literaturverzeichnis**	**96**
8	**Publikationsliste**	**109**
9	**Danksagung**	**111**

1 Einleitung

Die Lebenserwartung von Menschen ist im letzten Jahrhundert auf Grund fortschrittlicher Entwicklung auf dem Gebiet der medizinischen Krankenversorgung und durch verbesserte Lebensqualität signifikant angestiegen. In der heutigen Zeit spielen dadurch altersbedingte degenerative Krankheitsbilder und deren meist komplexe Ursachen eine immer wichtigere Rolle [2]. Viele dieser degenerativen Krankheiten wie z.b. Morbus Alzheimer, Morbus Parkinson, Amyotrophe Lateralsklerose (ALS), Diabetes und Arteriosklerose aber auch der natürliche Alterungsprozess sind eng mit der Entstehung und den schädigenden Auswirkungen reaktiver Sauerstoffspezies korreliert (engl. reactive oxygen species, ROS) [3-6], so dass der wissenschaftliche Fokus, Ursachen und Zusammenhänge ROS-beeinflusster Krankheitsbilder besser zu verstehen, auf die ROS-Bildung, deren Funktion und Elimination im zellulären System gerichtet ist.

1.1 Reaktive Sauerstoffspezies (ROS) und oxidativer Stress

Molekularer Sauerstoff gilt als essentielle Grundlage aerob lebender Organismen und dient in zahlreichen metabolischen Prozessen wie der oxidative Phosphorylierung als Elektronenakzeptor biochemischer Reaktionen. Unter physiologischen Bedingungen werden jedoch auch so genannte reaktive Sauerstoffspezies im Rahmen des oxidativen Metabolismus intrazellulär und extrazellulär freigesetzt. Diese sich von molekularem Sauerstoff ableitenden unerwünschten Verbindungen zeichnen sich durch hochreaktive Eigenschaften aus, wodurch zufällige Schädigungen an Proteinen, Lipiden oder auch am Erbgut in Zellen auftreten können. Neben den schädigenden Einflüssen übernehmen ROS aber auch wichtige Funktionen in der Regulation der Entwicklung und des Wachstums von Zellen, in der Genexpression sowie der Abwehr von Bakterien und Viren [7-10]. Zudem agieren Sauerstoffradikale oftmals als intrazelluläre Signalmoleküle, wodurch ROS in eine Vielzahl von Mechanismen des zellulären Stoffwechsels involviert sind [11-13].

Einleitung

Bei ROS unterscheidet man im Allgemeinen radikalische und nicht-radikalische Sauerstoffverbindungen. Zur Gruppe der Sauerstoffradikale werden dabei Verbindungen gezählt, welche ein oder mehrere ungepaarte Elektronen enthalten (z.B. Superoxidanionen, Hydroxylradikale und Nitritoxide). Die zweite Gruppe enthält Verbindungen, die trotz ihrer nicht-radikalischen Natur sehr reaktiv sein können. In dieser Gruppe zählen zu den physiologisch bedeutsamen ROS-Vorläufern Wasserstoffperoxid (H_2O_2) und Peroxynitrit [6, 14]. Aus nicht-radikalischen Verbindungen entstehen meist durch Folgereaktionen Radikale, die durch ihre hohe Reaktivität Auslöser für radikalische Kettenreaktionen sein können und letztlich zur Schädigung von Zellstrukturen beitragen. So zeichnet sich H_2O_2 im Vergleich zu den von ihm abgeleiteten Radikalen durch eine geringere Reaktivität aber ebenso durch eine erhöhte Diffusionsreichweite aus. Es stellt ein starkes Zellgift dar, dessen Toxizität hauptsächlich auf die Bildung von hochreaktiven Hydroxyl-Radikalen zurückzuführen ist. Diese entstehen durch physiologische Reduktionmittel (Fe^{2+}, Cu^+) im Zuge einer metallkatalysierten monovalenten H_2O_2-Reduktion, die als Fenton-Reaktion bekannt geworden ist und eine Schlüsselreaktion der Sauerstofftoxizität darstellt:

$$Fe^{2+} + H_2O_2 \rightarrow OH^\bullet + OH^- + Fe^{3+}$$

Aerobe Stoffwechselvorgänge, exogene Noxen oder zelluläre Abwehrreaktionen sind einige Beispiele, die mit einer intrazellulären ROS-Generierung verknüpft sind. Auf Grund unvollständiger Reduktion von molekularem Sauerstoff (O_2) entstehen während der oxidativen Phosphorylierung aus bis zu 4 % des verbrauchten O_2 reaktive Sauerstoffspezies als Nebenprodukt, so dass die mitochondriale Atmungskette innerhalb der Zelle als wahrscheinlich wichtigste endogene Quelle der ROS-Bildung angesehen werden kann [4, 15-18]. Neben der ROS-Bildung in Mitochondrien entstehen Sauerstoffradikale auch während zahlreicher Reaktionen als Nebenprodukt im Zellmetabolismus z.B. in Peroxisomen, im Endoplasmatischen Retikulum (ER) oder Lysosomen [19, 20]. Exogene Noxen wie UV-Strahlung, Schwermetalle, Medikamente oder Zigarettenrauch sind zusätzlich für eine erhöhte Bildung reaktiver Sauerstoffradikale mitverantwortlich und beeinflussen damit das physiologische Redox-Gleichgewicht in Zellen. Gerät die in der Regel ausgeglichene Redox-Homöostase zwischen ROS und der zellulären antioxidativen Kapazität durch erhöhte ROS-Belastung aus dem Gleichgewicht spricht man von oxidativem Stress *(Abb 1)* [21].

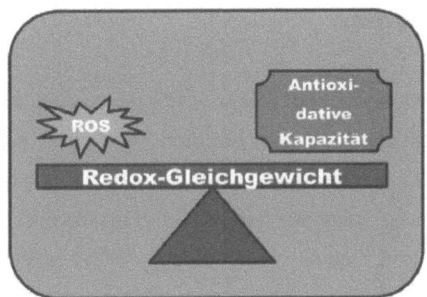 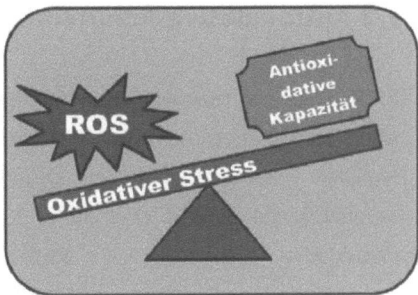

Abb 1: Schematische Darstellung der zellulären Redox-Homöostase
Die linke Abbildung stellt die ausgeglichene Redox-Homöostase zwischen der antioxidativen Kapazität und ROS in Zellen dar. Rechts resultiert oxidativer Stress durch die Verschiebung des Gleichgewichts zu Gunsten reaktiver Sauerstoffspezies (ROS).

Oxidativer Stress resultiert demnach aus einer Verschiebung des Verhältnisses der ROS-Produktion und deren Abbau zu Gunsten der Bildung reaktiver Sauerstoffradikale [22]. Folgen des oxidativen Stresses manifestieren sich durch gehäuft auftretende oxidative Schäden an zellulären Makromolekülen wie Lipiden, Proteinen oder DNA. Diese unspezifischen Angriffe durch ROS können zum Verlust der Zellintegrität, zu Proteinmodifikationen sowie zu genetischer Instabilität führen. Sie sind in der Lage Apoptose und Nekrose zu induzieren und stehen letztlich in Verbindung mit pathophysiologischen Prozessen in den bereits erwähnter Krankheiten.

Neben den ROS-induzierten DNA-Schädigungen, die u.a. zu Modifikationen von DNA-Basen, zu Einzel- und Doppelstrangbrüchen, zum Verlust von Purinbasen oder zu Schädigungen der Desoxyribosezucker des DNA-Rückgrats sowie zu Schäden am DNA-Reparatursystem führen können, vermitteln besonders ROS-verursachte Lipid- und Protein-Peroxidation die Progression degenerativer Krankheiten und Alterungsprozesse von Zellen [23, 24]. Die Oxidation ungesättigter Fettsäuren in zellulären Membranen führt durch die resultierende Anreicherung starrer gesättigten Fettsäuren zu einer geringeren Membranfluidität, wodurch Stoffwechselreaktion eingeschränkt oder gestört werden können. Zufällige ROS-verursachte Modifikationen an Proteinen können u.a. Veränderungen der tertiären Proteinstruktur und nachfolgend einen Funktionsverlust des entsprechenden Proteins/Enzyms

Einleitung

bewirken. Die zelluläre Akkumulation geschädigter Proteine ist somit ein Indikator für die zelluläre ROS-Belastung und eng mit Alterungsprozessen assoziiert [25, 26].

1.2 Antioxidative Schutzmechanismen

Der Schutz vor reaktiven Sauerstoffverbindungen und freien Radikalen spielt im zellulären Metabolismus eine essentiell wichtige Rolle und hat sich im Verlauf der Evolution aerob lebender Organismen entwickelt, um hoch reaktive Sauerstoffverbindungen und deren toxischen Auswirkungen zu kontrollieren. Die antioxidative Kapazität von Zellen beruht dabei auf einem sich selbst regenerierendem System aus antioxidativ wirksamen Enzymen und sogenannten niedermolekularen Antioxidantien [4].

1.2.1 Enzymatische Mechanismen gegen ROS

Die Grundlage der zellulären Antioxidation bilden Enzyme, die in der Lage sind mögliche Schäden durch reaktive Sauerstoffradikale zu begrenzen oder zu verhindern [21]. Durch enges Zusammenwirken von Superoxid-Dismutasen, Katalasen und des Glutathion-Systems bilden diese Enzyme einen evolutionsbiologisch sehr alten Mechanismus zur Entgiftung toxischer Sauerstoffradikale. Mit dem Auftreten der ersten aerob lebenden Organismen entwickelten sich diese Enzyme und sind heute in fast identischer Form noch bei Menschen, Tieren, Bakterien und Pflanzen zu finden. Sie enthalten meist die im aktiven Zentrum koordinierten Spurenelemente Eisen Kupfer, Zink, Mangan und Selen als essenzielle Cofaktoren. Im Einzelnen katalysieren die Enzyme die nachfolgenden Reaktionen in den Zellkompartimenten:

<u>Superoxid-Dismutasen</u> (SOD) kommen u.a. im Zytoplasma und Mitochondrien vor und katalysieren die Disproportionierung von Superoxidionen zu Wasserstoffperoxid. Die mitochondriale Mangan-haltige SOD gehört zu einem der wichtigsten antioxidativ wirksamen Enzymen, da Mitochondrien einer hohen ROS-Produktion ausgesetzt sind [27].

$$O_2^{\cdot-} + O_2^{\cdot-} + 2\,H^+ \rightarrow H_2O_2 + O_2$$

Einleitung

Die in Peroxisomen lokalisierte Katalase ist eine Eisen-Porphyrin-haltige Oxidoreduktase und setzt das durch die SOD gebildete H_2O_2 zu Wasser und molekularem Sauerstoff um. Durch die sehr hohe Wechselzahl und katalytische Effizienz ist die Katalase wahrscheinlich das wichtigste Enzym zur Entgiftung von Wasserstoffperoxid in Peroxisomen.

$$2\ H_2O_2 \rightarrow 2\ H_2O + O_2$$

Auch die Selen-haltige Glutathion-Peroxidase katalysiert die Reduktion von H_2O_2 oder organischer Hydroperoxide (ROOH), wobei reduziertes Glutathion (GSH) als Elektronenakzeptor fungiert und zum Glutathion-Disulfid (GSSG) oxidiert wird. Das oxidierte GSSG wird anschließend in einer NADPH-abhängigen Reaktion durch die Glutathion-Reduktase wieder zum GSH reduziert [28].

$$ROOH + 2\ GSH \rightarrow GSSG + ROH + H_2O$$

Neben diesen antioxidativen Mechanismen existieren noch zahlreiche weitere enzymatische Systeme, um eine ausgeglichene Redox-Homöostase im Organismus zu garantieren. Das antioxidative Potential beruht meistens auf Interaktion von Enzymen mit recycelbaren Cofaktoren, die für die Neutralisierung reaktiver Sauerstoffradikale verantwortlich sind. Folglich basiert ein intakter antioxidativer Schutz in Zellen nicht alleine auf der Existenz von antioxidativ wirksamen Enzymen, sondern vielmehr auf der Regeneration von niedermolekularen Antioxidantien durch die entsprechende Enzyme [21].

1.2.2 Nicht-enzymatische niedermolekulare Antioxidantien

Im Allgemeinen versteht man unter Antioxidantien organische Verbindungen, die in der Lage sind, andere Substanzen vor Oxidationsvorgänge zu schützen. Im Rahmen der zellulären Abwehr von freien Sauerstoffradikalen spielen diese Substanzen daher eine wichtige Rolle und komplettieren das antioxidative Schutzsystem [29]. Häufig

Einleitung

werden solche Antioxidantien als sogenannte „Radikalfänger" bezeichnet, da sie in der Lage sind Elektronen auf reaktive Sauerstoffspezies zu übertragen und damit den ROS üblichen radikalischen Charakter aufheben können.

Die Stoffgruppe der niedermolekularen Antioxidantien beinhaltet zum Einen eigens synthetisierte endogene Antioxidantien (z.B. Glutathion, Ubichinon) und zum Anderen essentielle Substanzen pflanzlicher Herkunft (u.a. Vitamin C, E, K1, Polyphenole, Flavonoide, Carotinoide), welche über die Nahrung aufgenommen werden müssen [17, 30].

1.2.2.1 *Co-Enzym Q10 – Ubichinon*

Die Bezeichnung „Ubichinon" leitet sich aus der ubiquitären Verbreitung des Co-Enzyms und dessen essentieller Funktion in Bakterien, Pflanzen und Eukaryoten ab [31]. Crane *et al.* erkannte zudem die chinonartigen Eigenschaften der Ubichinone und ihre Beziehung zu Enzymen der Atmungskette und nannte sie daher Co-Enzym Q [32]. Ubichinon wurde als offizielle Bezeichnung festgelegt. Die Bezeichnung Co-Enzym Q wird jedoch weiterhin parallel im medizinischen Sprachgebrauch häufig benutzt.

Auf Grund der aus einem tetrasubstituierten Benzochinon bestehenden Struktur zählt man die Ubichinone zur Stoffgruppe der Chinone *(Abb 2)*. Eine charakteristische Isoprenoid-Substitution an Position 5 des Benzochinons ist für die endgültige Bezeichnung der Ubichinone verantwortlich, so dass Ubichinone (Q) nach der Isopreneinheiten-Anzahl (n) in der hydrophoben Seitenkette benannt werden (Q(n)). Ubichinone sind endogene Moleküle und man findet beispielsweise in Hefen hauptsächlich Co-Enzym Q6-Q10, in Bakterien Q8, in Nagetieren Q9 oder bei Säugetieren und Menschen zu 98 % das bekannte Co-Enzym Q10 vor. Zudem synthetisieren Pflanzen neben Q10 auch das sogenannte Plastochinon mit neun Isopreneinheiten (PQ9) in der Seitenkette [33, 34]. Diese hydrophoben Seitenketten dienen den Ubichinonen als Membrananker, wodurch der polarere Benzochinonring in der lipophilen Membran transversal oszillieren kann [35].

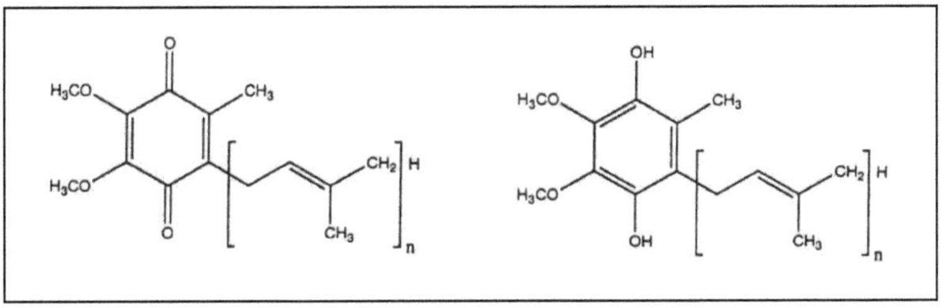

Einleitung

Abb 2: Struktureller Aufbau des Co-Enzyms Q
Links die oxidierte Form (Ubichinon), rechts die reduzierte Form (Ubichinol)

Etwa 50 % des Ubichinongehalts von Zellen befindet sich in den Mitochondrien, wo die Ubichinone im Rahmen der Energiebereitstellung eine zentrale Funktion als Elektronen- und Protonenüberträger zwischen dem Komplex I bzw. Komplex II und dem Komplex III der Atmungskette übernehmen. Während der oxidativen Phosphorylierung werden so Elektronen stufenweise auf molekularen Sauerstoff übertragen und gleichzeitig etwa 95 % der gesamten Körperenergie in Form von Adenosintriphosphat (ATP) gebildet [33]. Co-Enzym Q10 liegt beim Menschen in allen Geweben, Blutplasma und Urin vor, wobei die Konzentration in den Geweben in etwa mit der dortigen oxidativen Stoffwechselrate korreliert [33, 35, 36].

Neben dieser für den zellulären Stoffwechsel essentiellen Funktion als Co-Enzym, besitzen Ubichinone in ihrer reduzierten Form als Ubichinol ein hohes antioxidatives Potential [37]. Die antioxidative Wirkung ist bei den Ubichinolhomologen unabhängig von der Anzahl ihrer Isopreneinheiten [38] und ihr vor Lipidperoxidation schützendes Potential wurde bereits in verschiedenen Systemen beschrieben [30, 39, 40]. Gleichzeitig schützt z.B. mitochondriales Ubichinol neben den Lipiden der Mitochondrienmembran [35] auch Membranproteine vor oxidativen Modifikationen und DNA vor Schädigung durch ROS [37, 41]. Die antioxidative Wirkung der sogenannten Hydrochinone beruht letztlich auf der Fähigkeit direkt mit Superoxidradikalen zu reagieren und diese unschädlich zu machen. Ubichinole verhindern dadurch die Initiation und Ausbreitung radikalischer Kettenreaktionen [37, 42]. Bezüglich der Schädigung von Membranlipiden ist Ubichinol auch in der Lage, die Prolongation bereits begonnener radikalischer Lipidperoxidation durch direkte Reaktion mit entstandenen Lipidradikalen zu stoppen [37].

Bei der Reaktion von Ubichinol mit Sauerstoffradikalen wird das Radikal durch Reduktion in eine nicht-radikalische Form überführt. Sowohl aus dem parallel entstehenden Ubisemichinon-Radikal als auch aus dem vollständig oxidierten Ubichinon wird anschließend in einem Recyclingmechanismus durch verschiedene Enzymsysteme wieder die antioxidativ wirksame Hydrochinol-Form regeneriert [38, 39, 43]. Die NAD(P)H:(Chinon-Akzeptor)-Oxidoreduktase (NQO1 oder DT-Diaphorase genannt) katalysiert z.B. die Reduktion des fettlöslichen Ubichinons zum Ubichinol durch einen 2-Elektronentransfer, obwohl die NQO1 vorwiegend im Zytosol vorkommt. Vermutlich wird die Regeneration des lipophilen Ubichinons *in vivo* durch Interaktionen der NQO1 mit Membrankomponenten am Übergang vom Zytosol zur Membran durchgeführt [38, 39]. Durch die Reaktion von Ubichinol (QH_2) mit Tocopheroxyl-Radikalen unterstützen Ubichinone auch die Regeneration von α-Tocopherol (Vitamin E-Derivat), welches durch sein antioxidatives Potenzial eine wichtige Funktion in Membranen zur Reduzierung von oxidativen Schäden übernimmt (*Abb 3*) [35, 37, 44].

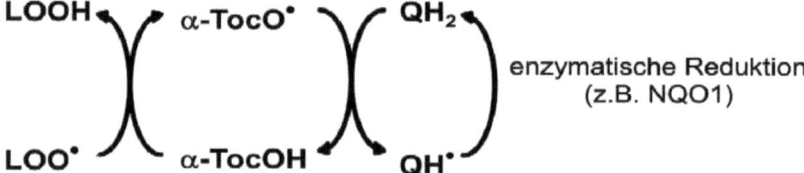

Abb 3: *Schematische Darstellung der Vitamin E- Regeneration durch Co-Enzym Q10*
Tocopheroxyl-Radikale (a-TocO˙) entstehen z.B. durch die Reaktion von a-Tocopherol (TocOH) mit Fettsäure-Radikalen (LOO˙). Die Regeneration des Tocopherols verläuft über eine Oxidation von Ubichinol (QH_2), welches anschließend enzymatisch z.B. über durch die NQO1 recycelt wird.

In der heutigen Zeit findet Co-Enzym Q10 eine breite Anwendung zum Schutz vor Zellalterung („Anti-Ageing") in der kosmetischen Industrie. Zudem wird Co-Enzym Q10 in der Humanmedizin therapiebegleitend insbesondere bei Herz-Kreislauf-Erkrankungen eingesetzt [45, 46]. Weitere positive Effekte einer begleitenden Co-Enzym Q10-Supplementierung sind auch im Zusammenhang mit Arteriosklerose, Diabetes, Parkinson, Alzheimer und Krebs beschrieben worden [35, 37, 47-49].

Einleitung

1.2.2.2 *Vitamin K*

Henrik Dam entdeckte 1935 das Vitamin K durch die Untersuchung von Mangelerkrankungen, die durch fett- und cholesterinfreie Ernährung induziert wurden [50]. Die fettfreie Ernährung von Hühner führte dabei zu großen subkutanen und intramuskulären Blutungen, da auch das damals noch unbekannte Vitamin K mit der Fettextraktion aus der Nahrung entfernt worden ist. Eine Analyse und Fraktionierung des Fettextrakts brachte Dam und Schønhyder letztlich auf die Spur des Vitamin K. Mit Verabreichung einer bestimmten Fraktion konnte er die Blutungsneigung der erkrankten Hühner aufheben und benannte die antihämorrhagisch wirkende ölige Substanz Vitamin K, wobei „K" für Koagulation steht [50]. Für die nachfolgende Strukturaufklärung und Methodenentwicklung zur Aufreinigung von Vitamin K [51] erhielten Dam und Doisy einige Jahre später im Jahr 1943 den Nobelpreis für Medizin [52].

Das allgemeine Strukturmerkmal aller K-Vitamine ist ein 2-Methyl-1,4-Naphtochinon Grundgerüst *(Abb 4)*. Sie werden daher zur Stoffgruppe der Chinone gezählt [53]. Die K-Vitamine unterscheiden sich lediglich durch unterschiedliche lipophile Seitenketten, die an Position 3 des Benzochinonrings substituiert sind, wobei das wasserlösliche Menadion eine Ausnahme darstellt und keine lipophile Seitenkette aufweist. Die Länge der Seitenketten bei Vitamin K1 und K2 ist für die Fettlöslichkeit und die Membranassoziation in Zellen verantwortlich [54]. Vitamin K3 (Menadion) ist ein synthetisch hergestelltes Vitamin K-Derivat und kommt im Organismus nur als Zwischenprodukt bei der Synthese von Vitamin K2 aus Vitamin K1 vor [55, 56].

Die natürlich synthetisierten K-Vitamine werden zum Einen in Chloroplasten von Pflanzen gebildet (Vitamin K1, Phyllochinon) und zum Anderen durch Bakterien hergestellt, u.a. auch im menschlichen Darm (Vitamin K2, Menachinon) [54]. Phyllochinon (2-Methyl-3-phytyl-1,4-naphtochinon) dient in Pflanzen als Elektronenüberträger im Photosystem I und ist in der Elektronentransportkette als sekundärer Elektronenakzeptor beteiligt (Co-Faktor A1) [57]. Im menschlichen Stoffwechsel ist Vitamin K1 in seiner reduzierten Hydrochinon-Form als Co-Faktor für die posttranslationale Modifikation von Vitamin K-abhängigen Proteinen essentiell [58] und muss über die Nahrung in ausreichenden Mengen zugeführt werden, da eine Aufnahme von unter 10 µg/Tag zu einer Vitamin K-Mangelsituation führen kann

Einleitung

[59]. Die Resorption der K-Vitamine findet im Dünndarm bei Anwesenheit von Gallensäuren und Pankreaslipasen statt. Anschließend wird Vitamin K in Chylomikronen inkorporiert und gelangt über das Lymphsystem und den Blutkreislauf letztlich in die Leber, dem Hauptspeicherort von Vitamin K1 [60]. Aus der Leber heraus wird Vitamin K1 über Blutplasma in periphere Systeme transportiert und kann dort zu Vitamin K2 durch einen Seitenkettenaustausch umgewandelt werden [55, 61, 62]. Menachinon kommt beispielweise in höheren Konzentrationen als Phyllochinon in der Bauchspeicheldrüse, im Gehirn und im Brustbein vor [60].

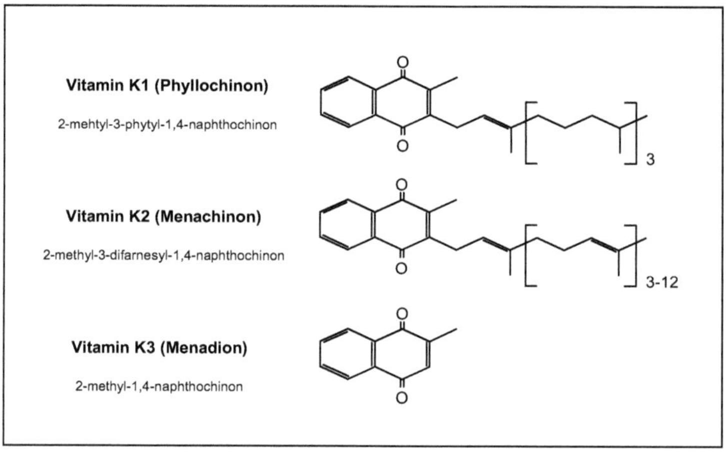

Vitamin K1 (Phyllochinon)
2-mehtyl-3-phytyl-1,4-naphthochinon

Vitamin K2 (Menachinon)
2-methyl-3-difarnesyl-1,4-naphthochinon

Vitamin K3 (Menadion)
2-methyl-1,4-naphthochinon

Abb 4: Struktureller Aufbau der K-Vitamine
K-Vitamine bestehen aus 2-Methyl-1,4-Naphthochinon als Grundstruktur und einer spezifischen lipophilen Seitenkettensubstitution an Position 3 des Benzochinonringes. K3 besitzt im Gegensatz zu K1 und K2 keine Seitenkette.

Das chinoide Grundgerüst der K-Vitamine ist dafür verantwortlich, dass Vitamin K als Co-Faktor in Redoxreaktionen involviert sein kann. Ähnlich wie Co-Enzym Q ist Vitamin K in der Lage, zwei Elektronen aufzunehmen, wodurch die reduzierte Vitamin K-Hydrochinon-Form entsteht. *In vivo* wird die Reduktion des Chinons enzymatisch durch die Vitamin K-Oxidoreduktase Komplex 1 subunit 1 (VKORC1) katalysiert und stellt einen fundamentalen Mechanismus im Rahmen des Vitamin K-Zyklus und damit im Blutgerinnungssystems dar *(Abb 5)* [63]. *In vitro* konnte die Bildung des Hydrochinons auch durch die NQO1 gezeigt werden [64]. Neben seiner Funktion als Co-Faktor der posttranslationalen Modifikation von Proteinen besitzt Vitamin K-

Einleitung

Hydrochinon auch antioxidative Eigenschaften [65-68]. In seiner Effektivität, ROS unschädlich zu machen, liegt das antioxidative Potential von Vitamin K-Hydrochinon um ein vielfaches über dem von Vitamin E und Ubichinon [67].

Die Anwendungsgebiete des Vitamin K1 im therapeutischen Bereich stehen bisher ausschließlich in enger Beziehung zur Blutgerinnung und zum Knochenstoffwechsel. Neugeborene werden so z.b. auf Grund ihrer noch nicht vollständig entwickelten Leberfunktionen präventiv mit Vitamin K1 (Konakion) substituiert, um Hirnblutungen vorzubeugen [52]. Vereinzelt wird Vitamin K2 (Menatetrenon) seit kurzem unterstützend in der Osteoporosetherapie eingesetzt [69]. Des Weiteren finden unphysiologisch hohe Vitamin K1-Dosen Anwendung bei gestörtem Vitamin K-Kreislauf (z.B. nach Warfarinintoxikation). Die antioxidativen Eigenschaften der K-Vitamine spielen bis heute kaum eine Rolle in Betrachtung des allgemeinen Systems des Zellschutzes durch Antioxidantien.

1.3 VKORC1, der Vitamin K-Zyklus und Vitamin K-abhängige Proteine

Im Jahr 2004 wurde das Gen der Vitamin K-Oxidoreduktase Complex subunit 1, die *VKORC1*, welches das Schlüsselprotein des Vitamin K-Kreislaufes kodiert, von zwei unabhängigen Arbeitsgruppen identifiziert und beschrieben [70, 71]. Die Existenz dieses Enzyms, welches die Reduktion von Vitamin K zum Hydrochinon und vom Vitamin K-Epoxid zum Chinon katalysiert, war bereits gute 30 Jahre zuvor von Matschiner *et al.* (1972) untersucht worden. So konnte damals schon der enge Zusammenhang der VKOR-Inhibition durch Warfarin [72] mit einem Anstieg des oxidierten Vitamin K-Epoxid in der Leber gezeigt werden [73, 74]. In den darauf folgenden Jahren wurde das Puzzle des Vitamin K-Zyklus durch weitere Erkenntnisse auf dem Gebiet der oralen Antikoagulationstherapie und Zusammenhängen mit der posttranslationalen Modifikation Vitamin K-abhängiger Proteinen komplettiert.

In Folge dessen wurden neben den Vitamin K-abhängigen Gerinnungsfaktoren II, VII, IX, X, Protein C und Protein S auch andere Proteine identifiziert, die keine essentielle Funktion im Gerinnungssystem von Vertebraten haben (u.a. Matrix-Gla Protein,

Einleitung

Osteocalzin, Gas 6) [75-78]. Zudem zeigte sich, dass die Kalziumhomöostase in Knochen durch die posttranslationalen Modifikation von Proteinen durch die γ-Glutamyl-Carboxylase (GGCX) entscheidend beeinflusst werden kann. Besonders das kalziumbindende Matrix-Gla-Protein [79, 80] und das im Knochenstoffwechsel fungierende Osteocalzin [81] sind hier als wichtige Vitamin K-abhängige Faktoren zu nennen, da funktionelle Störungen mit kardiovaskulären Erkrankungen und/oder verminderter Knochendichte assoziiert sind [82].

Vitamin K-abhängige Proteine werden im ER synthetisiert und besitzen in ihrer Struktur ein 18 Aminosäuren langes Propeptid oder eine spezifische γ-Carboxylase-Erkennungssequenz, welche als Bindungsstelle der GGCX und als Aktivator der Gla-Domänen dient. Nach Abspaltung des Propeptids kann auf Grund dieser Gla-Domänen eine kalziuminduzierte Konformationsänderung und Aktivierung des Proteins stattfinden [83]. Aktivierte Gla-Domänen sind Produkte der γ-Carboxylierung von Glutamatresten zu γ-Carboxyglutamat [58]. Diese Modifikation wird durch die GGCX katalysiert und findet im ER statt. Zur γ-Carboxylierung von Glutamatresten sind dazu jeweils ein Molekül Kohlendioxid, Sauerstoff und vier Elektronen notwendig. Co-Faktor der enzymatischen γ-Carboxylierung sind zwei Moleküle Vitamin K-Hydrochinon, welche als Elektronendonor für die GGCX essentiell sind. Die GGCX katalysiert im Zuge der posttranslationalen Proteinmodifikation auch die Epoxidierung des Hydrochinons zum Vitamin K-Epoxid [58]. Diese oxidierte Vitamin K-Form wird durch die VKORC1 zum Vitamin K-Chinon und in einer zweiten, ebenfalls VKORC1-katalysierten Reaktion weiter zum Vitamin K-Hydrochinon reduziert.

Dieser so genannte Vitamin K-Zyklus gewährleistet durch seine effiziente Regeneration von Vitamin K-Hydrochinon durch die VKORC1 die ausreichende posttranslationale Modifikation Vitamin K-abhängiger Proteine durch die GGCX, da der nutritive Eintrag von Vitamin K dazu nicht ausreicht [63]. Die benötigten Elektronen zur Reduktion von Vitamin K-Epoxid zum Chinon und weiter zum Hydrochinon (jeweils 2 Elektronen) werden durch Interaktion mit der zytoplasmatischen Protein-Disulfid-Isomerase (PDI) auf die VKORC1 übertragen [84]. PDIs spielen als Redox-Enzym eine Rolle in der Proteinfaltung, da sie die Bildung von Disulfidbrücken während der Faltung neu synthetisierter Proteine

Einleitung

katalysieren [85, 86]. Die VKORC1 reoxidiert als Elektronenakzeptor die reduzierte PDI, so dass die PDI wieder in ihrer oxidierten Form als Elektronenempfänger bei der oxidativen Faltung von Proteinen zur Verfügung steht. Anschließend überträgt die VKORC1 die beiden Elektronen auf Vitamin K oder Vitamin K-Epoxid, wodurch diese reduziert werden und die VKORC1 zurück in den oxidierten Zustand gelangt [84].

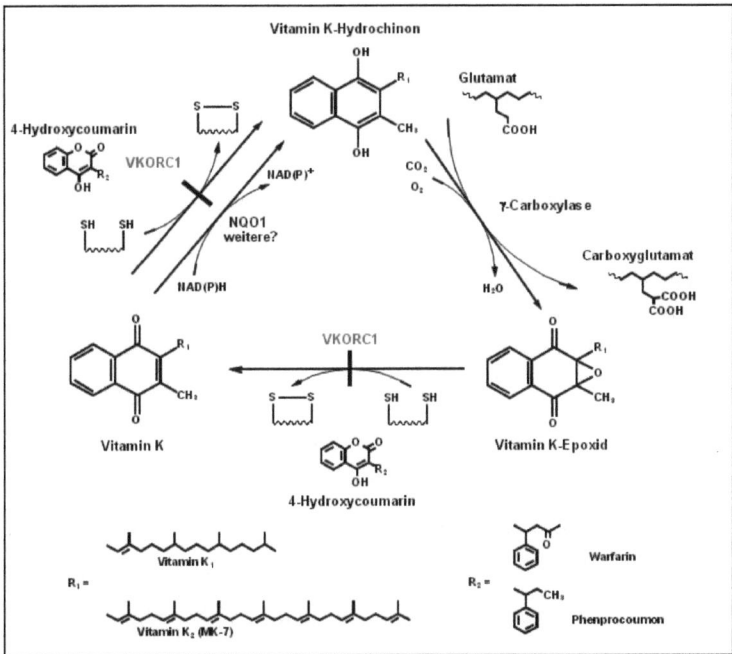

Abb 5: Der Vitamin K-Zyklus (nach Oldenburg et al. 2006)
Vitamin K-Hydrochinon dient der γ-Carboxylase zur posttranslationalen Modifikation von Vitamin K-abhängigen Proteinen als Elektronendonor und wird im Zuge der γ-Carboxylierung zum Vitamin K-Epoxid oxidiert. Die coumarin-sensitive VKORC1 katalysiert anschließend in zwei Reduktionsschritten die Regeneration des Vitamin K-Hydrochinons.

Die VKORC1-katalysierte Hydrochinon-Bildung ist neben der ausreichenden Versorgung mit Vitamin K essentiell für ein funktionierendes Gerinnungssystem [63, 87]. Mit Identifizierung und Lokalisierung des *VKORC1*-Gens durch unsere Arbeitsgruppen wurde eine nähere Charakterisierung des Schlüsselenzyms des Vitamin K-Kreislaufes möglich. Die humane VKORC1 ist ein 163 AS großes und 18kD schweres membranständiges ER-Protein, welches durch drei Exone auf

Einleitung

Chromosom 16 codiert wird. Ein hochkonserviertes aktives Zentrum innerhalb einer Membranhelix mit einem CXXC-Motiv ist für die Übertragung von zwei Elektronen verantwortlich. Des Weiteren konnte in unmittelbarere Nähe ein TYA-Motiv als putative Warfarinbindungsstelle identifiziert werden [70, 71, 87-89]. Mutationsbedingte Defekte der VKORC1-Aktivität äußern sich phänotypisch in einer Aktivitätsverminderung aller Vitamin K-abhängigen Gerinnungsfaktoren und führen letztlich zu Blutungsereignissen [71]. Patienten, die an einer VKCFD2 (*Vitamine K dependant clotting factor deficiency 2*) leiden, können mit einer regelmäßigen Vitamin K1-Substitution therapiert werden. Des Weiteren sterben vkorc1 $^{-/-}$ knockout Mäuse spätestens 18 Tage post partum an meist intrazerebralen Blutungen [90]. Auch diese Mäuse konnten mit einer regelmäßigen extrem hohen Vitamin K-Substitution therapiert werden [90]. Nach Vergiftungen mit Vitamin K-Antagonisten wird diese Therapieform ebenfalls angewandt, um eine ausreichend gute Bildung des Hydrochinons als Co-Faktor sicherzustellen. Unter unphysiologisch hohen Vitamin K-Konzentrationen wird damit ein zellulärer Ersatzmechanismus aktiviert, um das für die γ-Carboxylierung essentielle Vitamin K-Hydrochinon zu bilden. Nach *in vitro* Untersuchungen von Wallin *et al.* geht man bisher davon aus, dass die NQO1 diesen Bypass-Mechanismus vom Vitamin K-Chinon zum Hydrochinon katalysiert [64].

Vitamin K-Antagonisten, welche die Regeneration des Hydrochinons der VKOR-Aktivität inhibieren [71], werden aus medizinischer Sicht im Zuge der oralen Antikoagulation zur Prophylaxe oder Therapie von thromboembolischen Ereignissen angewendet [91]. So werden zahlreiche Patienten mit verschiedensten Indikationen wie z.B. Lungenembolie, Vorhofflimmern, Herzklappenersatz oder Beinvenenthrombosen mit synthetischen Derivaten des 4-Hydroxycoumarins, des ersten, 1941 beschriebenen, VKOR-Inhibitors [72] antikoaguliert. Die bekanntesten weltweit eingesetzten Vertreter der Coumarine in der oralen Antikoagulationstherapie sind Warfarin (Coumadin®), Phenprocoumon (Marcumar®) und Acenocoumarol (Sintrom®), welche historisch bedingt in dieser Reihenfolge überwiegend im angelsächsisch-, deutsch- und romanisch-sprachigen Raum eingesetzt werden. Industriell werden speziell entwickelte Warfarine der zweiten Generation (Superwarfarine) mit verlängerter Halbwertszeit als Rodentizide (Rattengift) verwendet. Hier ist als Beispiel das bislang potenteste verfügbare Rattengift

Brodifacoum® zu nennen, dessen mittlere letale Konzentration bei < 0,4 mg/kg liegt und auch bei Menschen tödlich wirken kann.

1.4 *VKORC1L1* – das *VKORC1*-Paralog

Mit der Identifizierung des *VKORC1*-Gens 2004 wurde durch Sequenzhomologievergleiche zeitgleich auch das *VKORC1L1*-Gen (Vitamin K-Oxidoreduktase Complex 1-like 1) entdeckt [71]. Konnte der VKORC1 schon lange vor Entdeckung des *VKORC1*-Gens die essentielle Funktion im Vitamin K-Zyklus zugeordnet werden, so ist im Gegensatz dazu eine Funktionsaufklärung der VKORC1L1 bis heute noch nicht erfolgt.

Das humane *VKORC1L1*-Gen ist auf Chromosom 7 lokalisiert und besteht aus drei Exonen, die ein 176 Aminosäuren langes ca. 19,8 kDa schweres Protein codieren. VKORC1L1 und VKORC1 sind sogenannte Isoenzym, die eine Sequenzhomologie von etwa 50 % aufweisen und beide die Reduktion von Vitamin K zum Hydrochinon und Vitamin K-Epoxid zum Chinon katalysieren können [92]. Krankheiten, die mit der VKORC1L1 assoziiert sind, sind bisher noch nicht bekannt, so dass aus medizinischer Sicht keine Rückschlüsse auf die Funktion der VKORC1L1 gezogen werden können. Mutationen oder funktionelle Polymorphismen, die möglicherweise Hinweise auf eine Funktion der VKORC1L1 geben könnten, sind im gesamten *VKORC1L1*-Gen bisher nicht beschrieben bzw. gefunden worden. Des Weiteren weist das *VKORC1L1*-Gen eine sehr hohe Identität von >95 % in Mensch, Maus und Ratte auf und ist somit in seiner Sequenz noch konservierter als das *VKORC1-Gen* [71]. Evolutionsbiologisch sind die *VKORC1L1* und die *VKORC1* durch eine Genduplikation in Vertebraten entstanden und weisen seither eine paraloge Entwicklung auf. Die ubiquitäre Expression, die frühe Entstehung der VKOR, die unabhängig von der GGCX und der Vitamin-abhängigen Gerinnungsfaktoren bis zu den Prokaryoten zurückreicht, und hochkonservierte Proteinstrukturen lassen aber eine wichtige Funktion in zellulären Homöostase vermuten.

Eine endgültige Strukturaufkläreng der VKORC1L1 ist noch nicht abgeschlossen, jedoch besitzt auch die VKORC1L1 als aktives Zentrum ein CXXC-Redox-Motiv, eine diesem benachbarte putative Warfarinbindungsstelle und weitere hochkonservierte

Einleitung

AS, die höchst wahrscheinlich analog zur VKORC1 für die Redoxfunktionalität mitverantwortlich sind [93, 94].

Obwohl die VKORC1L1 die Fähigkeit besitzt, Vitamin K in gleicher Weise zu reduzieren wie die VKORC1, ist die VKORC1L1 offensichtlich kein redundantes Enzym der VKORC1. Wie oben beschrieben ist bei VKCFD2-Patienten eine Verminderung aller Vitamin K-abhängigen Gerinnungsfaktoren zu beobachten. Diese Verminderung resultiert aus einem mutationsbedingten Defekt der VKORC1, wodurch die Bildung des Vitamin K-Hydrochinons als Co-Faktor der posttranslationalen γ-Carboxylierung von Proteinen reduziert ist [71, 91]. Als redundantes Enzym der VKORC1 würde die in diesen Patienten intakte VKORC1L1 in einem solchen Fall die Bildung des Hydrochinons als Co-Faktor katalysieren, den Ausfall der VKORC1 kompensieren und das klinische Bild der VKCFD2 aufheben können. Auch die Beobachtungen, dass die vkorc1$^{-/-}$-knockout Mäuse trotz intakter vkorc1l1 verbluten, deuten darauf hin, dass die *VKORC1L1* die essentiellen Funktionen der *VKORC1* nach Ausfall der VKORC1-Aktivität nicht kompensieren kann.

Zusammenfassend sind im Folgenden nochmals die bereits bekannten Eigenschaften der VKORC1L1 einzeln aufgeführt:

- paraloges Isoenzym der VKORC1
- hochkonserviertes membranständiges Protein
- ubiquitäre Expression und ubiquitäre Verbreitung in nahezu allen Organismen
- Vitamin K Reduktase-Aktivität durch absolut konserviertes CXXC-Redoxmotiv
- Warfarinhemmbarkeit
- kein redundantes Enzym der VKORC1
- keine beschriebene Funktion im zellulären Stoffwechsel

1.5 Hypothetische Funktion der VKORC1L1 in der zellulären Antioxidation

Die in der Literatur vor kurzem beschriebenen antioxidativen Eigenschaften von Vitamin K und der VKOR waren grundlegend für unsere Hypothese, dass die VKORC1L1 eine Funktion in der zellulären Antioxidation übernehmen könnte [65-67]. Neben der Strukturverwandtschaft und den vergleichbaren Eigenschaften des Vitamin K mit Ubichinon verstärkten zudem die bekannten antioxidativen enzymatischen Mechanismen, die Ubichinon als Co-Enzym im Rahmen der Abwehr von ROS verwenden, die Idee, dass auch die VKORC1L1 mit Vitamin K ein solches antioxidatives System darstellen könnte [30, 35, 37, 40]. Diese Annahme begründet sich auch darauf, dass das Isoenzym VKORC1 in der Lage ist, antioxidativ wirksames Vitamin K-Hydrochinon zu bilden [92]. Da sich die zelluläre Antioxidation zusammen mit aerob lebenden Organismen entwickelt hat, spricht auch die ubiquitäre Existenz der hochkonservierten Proteinstrukturen der VKOR (auch bereits vor der Genduplikation) für einen tragenden, sehr alten Mechanismus.

2 Ziele der Arbeit

Vitamin K und der Vitamin K Zyklus haben einen entscheidenden Einfluss auf die Integrität des Blutgerinnungssystems sowie auf die Kalzium-Homöostase der Knochen. Neben diesen gut charakterisierten Stoffwechselmechanismen wurde aber auch vereinzelt über antioxidative Eigenschaften des Vitamin K berichtet. Systematische Untersuchungen über diese Beobachtungen fehlen. Nach Klonierung der *VKORC1* und der paralogen *VKORC1L1* war es daher Ziel dieser Arbeit, den von uns postulierten Mechanismus einer Funktion der VKORC1L1 in der zellulären Antioxidation zu beweisen. Aus diesem Grund sollten die Eigenschaften der VKORC1L1 durch mRNA-Quantifizierung, durch Fluoreszenzmikroskopie, durch Bestimmung enzymatischer Konstanten der VKORC1L1-Aktivität und ferner durch Untersuchungen des direkten Einflusses der VKORC1L1 auf Zellviabilität, ROS-Generierung und Proteinperoxidation näher charakterisiert werden. Zusammenhänge mit möglichen antioxidativ wirksamen Substraten sollten ebenso untersucht werden wie die Auswirkung von siRNA- oder Warfarin-bedingter Verminderung der VKORC1L1-Aktivität auf die zelluläre antioxidative Kapazität. Zusätzliche *in silico* Analysen sollten weiteren Aufschluss über das *VKORC1L1*-Gen und seine Regulation bringen.

Letztlich sollte mit dieser Arbeit ein bisher unbeschriebener neuer Mechanismus der zellulären Antioxidation charakterisiert werden, der wahrscheinlich in allen Organismen eine fundamentale Rolle bei der Abwehr von ROS spielt.

3 Material und Methoden

3.1 Material

Die beschriebenen Versuchsansätze wurden in molekularbiologischen Laboren der Sicherheitsstufe S1 mit der dafür üblichen Ausstattung durchgeführt. Alle entsprechend zur Grundausstattung gehörenden Chemikalien und Geräte sind nicht einzeln aufgeführt. Die Gebrauchschemikalien wurden jeweils in den höchsten Reinheitsgraden erworben und wässrige Lösungen mit deionisiertem Wasser (Millipore) angesetzt. Bei Verwendung spezieller Materialien und Chemikalien wird gesondert auf den Hersteller bzw. die Bezugsquelle hingewiesen.

3.1.1 Chemikalienliste

Name/Akronym	Chemikalie / Zusatz / Verwendung	Firma
Agar		BD Biosiences
Agarose		Biozym
Amp	Ampicillin	Sigma-Aldrich
AmphoB	Amphotericin B	PAA
Bacto Yeast Extract	Hefeextrakt	BD Biosiences
Co-Enzym Q10	Ubichinon Q10	Sigma-Aldrich
dH_2O	Deionisiertes Wasser	Merck
DMEM High Glc 4,5 g/l mit L-Gln	Ohne Phenolrot	PAA
DMSO	Dimethylsulfoxid	Sigma-Aldrich
DNMQ	2,3-Dimethoxy-1,4-naphthoquinone	Sigma-Aldrich
DTT	Dithiothreitol	Sigma-Aldrich
Dulbecco´s PBS mit Ca & Mg	Phosphatpuffer	PAA
Dulbecco´s PBS ohne Ca & Mg	Phosphatpuffer	PAA
FBS	Fötales Kälberserum	PAA
Folin-Ciocalteau-Reagenz		Sigma-Aldrich
GeneRuler DNA Mix	Längenstandard 100 – 10.000 bp	Fermentas
H_2DCFDA		Sigma-Aldrich
H_2O_2 32%	Wasserstoffperoxid	Sigma-Aldrich
HBSS	Hank's Buffered Salt Solution	PAA
HiDi Formamide		Applied

Material und Methoden

		Biosystems
HPLC-Lösungsmittel	Methanol, Isoproanol, Ethanol, Hexan	Merck
Kana	Kanamycin	Sigma-Aldrich
MEM with Earls Salts	Minimum Essential Medium	PAA
Mowiol 4-88		Roth
NEAA	Nicht essentielle Aminosäuren	PAA
PenStrep	Penicillin/Streptomycin 100 x Concentrate	PAA
PFA	Paraformaldehyd	Sigma-Aldrich
Trolox	Vitamin E	Sigma-Aldrich
Trypton/Pepton		BD Biosciences
Vitamin K_1		Sigma-Aldrich
Vitamin K_2		Sigma-Aldrich
Warfarin		Roche

3.1.2 Geräteliste

Name	Funktion	Hersteller
ANTAES 48/72	Sterilbank	BIOHIT
Axiovert 25	Mikroskop	Zeiss
ChemiDoc	UV-Geldokumentation	BIORAD
CO_2-Inkubator	Inkubator	Nunc
Elite LaChrom	HPLC-System	Hitachi / VWR
Fluoroscan Acent FL	Fluorometer 96 Well	Thermo Electron Corp.
Induce II	Inkubator	MMM
LS-710	Fluoreszenzmikroskop	Zeiss
NanoDrop ND-1000	Spectrophotometer	Peqlab
Thermomixer comfort	Thermomixer	Eppendorf

3.1.3 Verbrauchsmaterial

Material	Hersteller
1,5 ml / 2 ml Reaktionsgefäße	Eppendorf
15 ml / 50 ml Röhrchen	Greiner Bio One
Cell Scraper, 23 cm	Nunc
Cellstar 1 ml Pipette	Greiner Bio One

Material und Methoden

Cellstar 12 Well Cell Culture Plate	Greiner Bio One
Cellstar 6 Well Cell Culture Plate	Greiner Bio One
Kryoröhrchen Nalgene	Nunc
Nunclon Surface 96-well Culture Plate black	Nunc
Optical-8 Tube Strip + Cap Strip	Applied Biosystems
Stripette 10 ml	Costar
Tissue Culture Dish 100 mm	Sarstedt
Tissue Culture Dish 60 mm	Sarstedt

3.1.4 Kommerzielle Anwendungs-Kits

Name	Verwendungszweck	Firma/Hersteller
ABsolute QPCR Mix (no Rox)	real-time PCR	ABgene
BigDye Terminator v3.1 Cycle Sequencing Kit	Sequenzierung	Applied Biosystems
CellTiter96® Cell Proliferation Assay	Viabilitäts-Assay	Promega
Fugene HD Reagent	Transfektion	Roche
Protein Carbonyl Enzyme Immuno-Assay Kit	Protein-Peroxidations Assay	Biocell/Gentaur
QIAprep Maxiprep Kit	Plasmidpräparation	QIAGEN
QIAprep Midiprep Kit	Plasmidpräparation	QIAGEN
QIAprep Spin Miniprep Kit	Plasmidpräparation	QIAGEN
QIAquick Gel Extraction Kit	DNS Gelextraktion	QIAGEN
QuantiTect Reverse Transcription Kit	real-time PCR	QIAGEN
RNeasy Mini Kit	RNA-Extraktion	QIAGEN
T4-Rapid Ligation Kit	Ligation	Fermentas

Material und Methoden

3.1.5 Plasmide

Name	Verwendungszweck	Firma/Hersteller
pDsRed2-ER	ER-Protein zur Co-Lokalisierung in Säugerzellen	Invitrogen
pDsRed2-Membrane	Zellmembran-Protein zur Co-Lokalisierung in Säugerzellen	Invitrogen
pDsRed2-Peroxisom	Peroxisomen-Protein zur Co-Lokalisierung in Säugerzellen	Invitrogen
pDsRed2-Mito	Mitochondrien-Protein zur Co-Lokalisierung in Säugerzellen	Invitrogen
pVKORC1L1-eGFP	VKORC1L1-eGFP Expression in Säugerzellen	selbst (peGFP Invitrogen)
peGFP-N2	eGFP-Plasmid für die Expression in Säugerzelllinien	Invitrogen
pPIC9KFlagHisTev-VKORC1L1-TevGFPStrepII	Hefeplasmid mit VKORC1L1-eGFP-Konstrukt	selbst
pcep4-VKORC1L1	VKORC1L1 Expression in Säugerzellen	selbst (pcep4 Invitrogen)
pcep4-VKORC1	VKORC1 Expression in Säugerzellen	selbst (pcep4 Invitrogen)
pGem-T Vektor	PCR-Klonierung	Promega

3.1.6 verwendete Puffer

10 x PCR-Puffer	0,5 M KCL 0,2 M Tris HCl (pH 8,4)
1 x PCR-Puffer	100µl 10 x PCR-Puffer je 0,22mM dNTPs

Material und Methoden

10 x TE-Puffer	1,67 mM $MgCl_2$ 610µl Aqua. dest. 0,1 M Tris HCl 10 mM EDTA (pH 8,0) auf 500 ml auffüllen mit Aqua dest.
50 x TAE	0,5 M EDTA pH 8,0 2 M Tris Base 1 M Eisessig Erst EDTA in 100 ml Aqua dest. Lösen und pH-Wert einstellen, dann 900 ml mit den anderen Chemikalien versetzen und die Volumina mischen.
Herstellung von LB-Medium (Platten)	Trypton/Pepton 10 g/L Bacto Yeast Extract 5 g/L NaCl 5 g/L Agar (optional) 15 g/L Mit dH_2O auffüllen, Medium autoklavieren. Abkühlen bis ca. 50 °C, dann Antibiotika in der Endkonzentration 50 µg/ml zugeben.
4 x Auftragspuffer für Agarosegele	40 % w/v Saccharose reinst. 0,1 % w/v Xylencyanol 0,1 % w/v Bromphenolblau auf 100 ml mit TAE-Puffer auffüllen
EtOH-Acetat-Lösung	0,1 M NaAc pH 4,6 75 % v/v EtOH

3.1.7 verwendete Primersequenzen

Name	Sequenz (5´- 3´)	Verwendung
M13-F	GTA AAA CGA CGG CCA G	Plasmid-Sequenzierung
M13-R	CAG GAA ACA GCT ATG AC	

Material und Methoden

L1gfp_1700-F	AGCTGCTCCAGTCAACACTAC	PCR
L1gfp_1700-R	GATCAGCCTATCTCGCAGCTGA	Hefeplasmid
		(L1eGFP)
L1gfp-SQ1-F	ACCTGTACTTTCAAGGT	Sequenzierung
L1gfp-SQ2-F/R	GCCAAACAGTGTCTTTGGAC	pVKORC1L1-
L1gfp-SQ3-F	CTGGACGGCGACGTAAACGGC	eGFP
L1gfp-SQ4-F	CAAGGAGGACGGCAACATCCT	
Taq-L1-F	ATTTTTGGAAAGGATGGTGTATTA	real-time PCR
Taq-L1-R	GCTTGCTGTCATGCCAAGTA	VKORC1L1
L1-Sonde	CCAGCCAAACAGTGTCTTTGGACTTA	
5´-Fam; 3´-Bhq1		
Taq-C1-F	TTGTTGAGCATGTGCTGGGA	real-time PCR
Taq-C1-R	CCCTGGTGTCTCTCGCTGGT	VKORC1
C1-Sonde	ACTACAGCTATTGTTAGGTTGCCTGC	
5´-Fam; 3´-Bhq1		

3.1.8 verwendetes biologisches Material und Enzyme

Name	Verwendung	Firma
HEK 293T (human embryonic kidney cells)	Zellkulturversuche	DMSZ
PTK 2 (endothelial rat kangaroo cells)	VKORC1L1 Co-Lokalisation	Institut für Zellbiologie, Universität Bonn
E. coli DH5a (kompetent)	Klonierung, Plasmidtransformation	Invitrogen
BamHI, NotI	Restriktionsverdau	Fermentas
Taq-Polymerase	PCR	Roche

Material und Methoden

3.2 Molekularbiologische Methoden

3.2.1 Polymerase-Kettenreaktion (PCR)

3.2.1.1 Herstellung von Oligonukleotiden für die PCR

Die Oligonukleotide zur Amplifikation bestimmter DNA-Abschnitte wurden mit dem Web-basierten Programm Primer3 (http://frodo.wi.mit.edu/primer3/) ermittelt, bei der Firma Eurofins/MWG (Köln, Deutschland) synthetisiert und aufgereinigt. Bei der Auswahl der Primer wurde darauf geachtet, dass der GC-Gehalt möglichst zwischen 40-60 % lag, die Anlagerungstemperatur („Annealing-Temperatur") größer 55 °C betrug und die Oligonukleotide eine Mindestlänge von 20 Basen aufwiesen.

3.2.1.2 Polymerase-Kettenreaktionen

Die Polymerase-Kettenreaktion (engl. polymerase chain reaktion, PCR) ist eine Methode zur Amplifikation bestimmter Basensequenzen, die durch Kary B. Mullis im Jahre 1983 entwickelt und erstmals beschrieben wurde [95]. Grundlage für eine Duplikation von DNA-Abschnitten durch DNA-Polymerase ist das Vorhandensein eines Start- und Endpunktes in Form von komplementär bindenden DNA-Fragmenten. Diese kurzen doppelsträngigen Oligonukleotide, so genannte Primer, besitzen ein freies 3´-OH-Ende, wodurch eine Basenverlängerung und schließlich die Duplikation des Abschnitts durch die Polymerase möglich wird. Der spezifischen Primeranlagerung (Annealing) ist eine Denaturierung der DNA durch Erhitzen (94°C) vorangestellt, woraus Einzelstränge der DNA resultieren. Die Hybridisierungstemperatur ist dabei von der Primersequenz abhängig und liegt in der Regel zwischen 50°C und 62°C. Nach der Primerhybridisierung erfolgt die Elongation (72°C) durch die DNA-Polymerase, welche für die Synthese der Tochterstränge in 5´-3´-Richtung verantwortlich ist. Zyklische Wiederholungen von Denaturierung, Hybridisierung (Annealing) und DNA-Synthese (Elongation) führen auf diese Art und Weise zur exponentiellen Vervielfältigung einer bestimmten DNA-Sequenz.

Material und Methoden

PCR Master-Mix:

25 µl 1x PCR-Puffer

Je 0,5 µl Primer (5´-3´; 3´-5´)

0,3 µl Taq-Polymerase

20-100 ng DNA

Temeraturprofil (35 Zyklen):

95°C	5 min.	
95°C	30 s	⎫
50 -62°C	30 s	⎬ 35x
72°C	30 s	⎭
72°C	5 min	
4°C	∞	

Die „real-time" PCR ist eine modifizierte Methode der eigentlichen DNA-Amplifikation und erlaubt eine Quantifizierung synthetisierter DNA-Abschnitte während eines PCR-Zyklus. Die Quantifizierung erfolgte in der Regel über eine Fluoreszenz-Detektion, welche mit der Synthese von DNA-Abschnitten proportional zunimmt. Die gemessene Fluroszenz gibt somit am Ende eines jeden Zyklus Aufschluss über die Anzahl gebildeter PCR-Produkte.

Die Verwendung von Primern und Sonden, welche ausschließlich spezifisch an Sequenzabschnitte der jeweilgen Zielgene binden können, ermöglichte die relative Quantifizierung der mRNA-Expression von *VKORC1L1*, *VKORC1* und *PBGD* als Referenzgen. Zur Bestimmung der mRNA-Expression wurde folgendes Schema zur Probenvorbereitung verwendet:

TaqMan-PCR-Mix

8,5 µl Aqua dest.

12,5 µl Abgene Mastermix

0,5 µl Forward-Primer (10µM)

0,5 µl Reverse-Primer (10µM)

0,5 µl Rox

Temperaturprofil (40 Zyklen)

95 °C 15 min

95 °C 20 s ⎫
60 °C 60 s , ⎭

Material und Methoden

Als DNA-Vorlage wurde jeweils 2 µl cDNA hinzugefügt und die Fluoreszenz-Messunge erfolgte mit Hilfe eines Abi Prism 7700 Sequenz-Detektors. Die anschließende Bestimmung der relativen mRNA Expression wurde durch die delta-delta-CT- Methode berechnet und über die Expression des Referenzgens equilibriert.

3.2.2 Reverse Transkription

Die Herstellung von cDNA aus mRNA wird reverse Transkription genannt. Das Umschreiben isolierter total RNA aus HEK-Zellen in cDNA erfolgte nach Herstellerangaben mit Hilfe des "QuantiTect Reverse Transcription "-Kits (Qiagen), Oligo dt-Primern, randomisierten Hexanukleotiden und 1 µg isolierter total RNA. Nach der reversen Transkription wurde die cDNA bis zur weiteren Verwendung bei -20°C gelagert.

3.2.3 RNA-Isolation aus HEK 293T Zellen

RNA wurde für die reverse Transkription aus HEK 293T Zellen nach Herstellerangaben mit Hilfe des RNAeasy Kits (Qiagen) isoliert und die Konzentration photometrisch bestimmt. Die Lagerung der mRNA erfolgte bei -80°C.

3.2.4 Kolonie-PCR

Mit Hilfe der Kolonie-PCR ist es möglich Sequenzabschnitte von Plasmiden aus Bakterien zu amplifizieren, ohne diese zuvor zu isolieren. Dazu wurde dem regulären PCR-Ansatz zusätzlich 5 µl Formamid und anschließend ein Aliquot einer Bakterienkolonie hinzugefügt. Nach fünf Minuten Inkubation (RT) wurde die PCR im Thermocycler mit einer Hybridisierungstemperatur von 55°C durchgeführt. Die Bakterien lysieren während des ersten Denaturierungsschrittes und das Plasmid wird auf diese Weise frei gesetzt, so dass es als Matrize zur Amplifikation dienen kann.

Material und Methoden

3.2.5 Agarose-Gelelektrophorese

Mit Hilfe der Agarose-Gelelektrophorese können DNA-Moleküle ihrer Größe nach aufgetrennt werden. Dadurch ist eine Kontrolle von PCR Produkten hinsichtlich der Basenanzahl anhand definierter Längenstandards möglich.

Im Rahmen dieser Arbeit wurde DNA elektrophoretisch auf einem 1 % (w/v) Agarosegel in 1x TAE-Puffer aufgetrennt. Für die Herstellung des Gels wurde die Agarose in 1x TAE Puffer durch Aufkochen gelöst. Ethidiumbromid wurde in einer Endkonzentration von 10 µg/ml zur späteren DNA-Detektion zugesetzt. Um die Dichte zu erhöhen wurde die DNA-Lösung für die Gelelektrophorese zunächst mit Ladepuffer versetzt, in die Geltaschen pipettiert und bei 150 V für 23 Minuten elektrophoretisch aufgetrennt. Als Längenstandard wurden definierte DNA-Marker in separaten Geltaschen verwendet. Die anschließende Detektion der DNA wurde in einem ChemiDoc-System der Firma Biorad durchgeführt und dokumentiert.

3.2.6 Isolation von DNA aus Agarosegelen

DNA-Moleküle, die nach elektrophoretischer Auftrennung weiter verwendet werden sollten, wurde mittels des Qiaquick Gel Extraction Kits (Qiagen) aus dem Agarosegel isoliert. Die entsprechende Gelbande wurde dazu mit einem Skalpell unter UV-Licht herausgeschnitten, die DNA anschließend nach Herstellerangaben über Qiaquick-Membransäulen aufgereinigt und in 30 µl Elutionspuffer gelöst.

3.2.7 Präperative Plasmidisolierung

Die Präparation von Plasmiden aus Bakterien erfolgte unter Verwendung von Qiagen Plasmid Mini, Midi oder Maxi Kits. Dafür wurde ein vorgegebenes Volumen LB-Medium mit dem jeweiligen Bakterien- Glycerinstamm angeimpft und über Nacht bei 37 °C im Schüttler inkubiert. Die Bakterienlyse und anschließende Aufreinigung der Plasmide erfolgte nach dem Protokoll des verwendeten Kits. Die isolierten Plasmide

Material und Methoden

wurden in dH$_2$O aufgenommen und sowohl Konzentration als auch die Reinheit photometrisch bestimmt.

3.2.8 DNA-Verdau mit Restriktionsendonukleasen

Restriktionsenzyme besitzen die Eigenschaft doppelsträngige DNA an bestimmten Sequenzen spezifisch zu hydrolysieren. Dieser so genannte Restriktionsverdau ist die Grundlage für die Überprüfung und Herstellung von rekombinanten Plasmiden.

Restriktionsansätze von Plasmiden und DNA-Molekülen wurden in einem Endvolumen 20 µl durchgeführt, welches je nach eingesetzter DNA-Menge die empfohlene Enzymkonzentration mit entsprechendem Puffer laut Hersteller beinhaltete. Bei gleichzeitigem Restriktionsverdau mit zwei verschiedenen Enzymen wurden die Bedingungen für einen Doppelverdau nach Herstellerangaben berücksichtigt. Alle Reaktionen wurden bei 4°C über Nacht inkubiert, anschließend mittels elektrophoretischer Auftrennung kontrolliert und gegebenen falls entsprechende DNA-Banden aus dem Gel zur weiteren Verwendung extrahiert.

3.2.9 Ligation von DNA-Fragmenten

Unter der Ligation versteht man im Allgemeinen die enzymatische Verknüpfung von DNA-Fragmenten. Voraussetzung für eine Ligation sind zwei DNA-Fragmente mit komplementären Enden, die hybridisieren können. Durch T4-DNA-Ligase können diese Enden anschließend kovalent verbunden werden, indem die Ligase eine Phosphodiesterbindung zwischen benachbarten 3'-Hydroxyl- und 5'-Phosphatenden doppelsträngiger DNA-Ketten bildet. Das molare Verhältnis von DNA-Fragmenten (Insert) mit Vektoren sollte bei Ligationsansätzen zwischen 1:1 und 5:1 liegen.

Für eine Ligation (Endvolumen 20 µl) wurden 50 ng Zielvektor mit entsprechender Insert-Konzentration suspendiert, 1 µl T4-DNA-Ligase, 2 µl 10x Puffer und ergänzend dH$_2$O hinzugefügt. Jeder Ansatz wurde gevortext und anschließend über Nacht bei 4°C inkubiert. Der Ligationsansatz kann dann direkt zur Transformation verwendet oder bei minus 20°C gelagert werden.

3.2.10 Transformation von Plasmiden in *E.coli* DH5α

Die Transformation ist eine Aufnahme freier DNA in kompetenten Bakterien und dient in der Molekularbiologie zur Vervielfältigung von Plasmiden. Neben Sequenzabschnitten zur Replikation in Bakterien enthalten Plasmide zusätzlich in der Regel auch Antibiotikaresistenzgene, wodurch eine Selektion transformierter Bakterien mit entsprechendem Antibiotikum möglich ist. Durch die Transformation von Plasmiden und anschließende Selektion kann so die Aufnahme der DNA in die Bakterien kontrolliert werden.

Für eine Transformation wurden 50 µl kompetente *E.coli* DH5α (Invitrogen) Bakterien mit 2 µl Ligationsansatz vorsichtig vermischt, 30 Minuten auf Eis inkubiert und anschließend ein Hitzeschock bei 42 °C für 45 Sekunden im Wasserbad durchgeführt. Im direkten Anschluss wurden 250 µl LB-Medium (RT) zugegeben und der Ansatz bei 37 °C für 1,5 Stunden im Thermoblock unter geschüttelt. Nach der Inkubation wurden 50-150 µl Transformationsansatz auf Antibiotikum enthaltende LB-Agarplatten ausplattiert und über Nacht bei 37°C im Brutschrank selektiert. Gewachsene Kolonien wurden mittels Kolonie-PCR und Sequenzierung auf Richtigkeit des transformierten Plasmids hin überprüft.

3.2.11 Sequenzierung und Ethanol-Acetat-Fällung

Durch die Sequenzierung kann die genaue Nukleotid-Abfolge einer DNA-Sequenz bestimmt werden. Im Rahmen dieser Arbeit erfolgten die Sequenzierungen mittels Kettenabbruchmethode mit Didesoxynukleotiden nach Sanger [96]. Die Methode beruht auf dem Abbruch der DNA-Synthese durch DNA-Polymerase nachdem ein Didesoxynukleosidtriphosphat (ddNTP) anstelle eines Nukleosidtriphosphat (dNTP) eingebaut wurde. Diese fluoreszenzmarkierten ddNTPs besitzen keine 3'-Hydroxygruppe, wodurch eine weitere Verknüpfung mit dNTPs unmöglich ist (Kettenabbruch-Synthese). Als Startpunkt für die DNA-Polymerase dient ähnlich wie bei der PCR ein Oligonukleotid, welches komplementär an die DNA-Matrize bindet. Jedoch wird im Gegensatz zur PCR nur ein Primer in die Reaktion eingesetzt. Der zufällige Einbau von ddNTPs und dNTPs durch die DNA-Polymerase führt auf Grund

Material und Methoden

des Kettenabbruchs zu DNA-Fragmente unterschiedlicher Länge, welche am Ende jeweils ein fluoreszenzmarkiertes ddNTP besitzen. Die entstehenden Kettenabbruchprodukte werden anschließend mittels Kapillarelektrophorese entsprechend ihrer Größe jeweils eine Base aufsteigend aufgetrennt und die ddNTPs am Ende jedes DNA-Fragmentes durch einen Fluoreszenzdetektor analysiert, wodurch die detektierte Fluoreszenzabfolge ein Chromatogramm der Basensequenz des DNA-Stranges ergibt.

Die Sequenzierung von DNA erfolgte unter Verwendung des ABI Prism Big-Dye Terminator Cycle Sequencing Ready Reaction Kit und des ABI Prism 3130xl DNA-Sequencer. In die Sequenzierreaktion wurden DNA oder aufgereinigte PCR-Produkte nach folgendem Schema und Temperaturprofil eingesetzt:

Mix	Temperaturprofil (45 Zyklen)			
2 µl DNA	1.)	96 °C	1 min	
0,5 µl Ready Mix	2.)	96 °C	10 s	
1,5 µl 5 x Sequenzierpuffer	3.)	50 °C	5 s	45x
0,5 µl For oder Rev Primer 3,2 pmol/µl	4.)	60 °C	4 min	
6,5 µl Aqua dest.	5.)	4 °C	∞	

10 µl Gesamtvolumen

Die Aufreinigung der DNA-Fragmente nach der Sequenzierreaktion wurde zur Vorbereitung der Sequenzierung mittels Ethanol-Acetat-Fällung durch geführt. Dazu wurde dem Sequenzierprodukt 10 µl dH$_2$O, 2 µl 3M Natrium-Acetat (pH 4,6) und 50 µl 95 % Ethanol zu gegeben und 45 Minuten bei 4 °C und 4000 U/min zentrifugiert. Anschließend wurde der Überstand verworfen und die Proben erneut mit 200 µl 70 % Ethanol zentrifugiert (10 Minuten, 4 °C und 4000 U/min). Wiederum wurde der Überstand verworfen und die getrockneten Proben in 15 µl HiDi-Formamid zur Sequenzierung aufgenommen.

Material und Methoden

3.3 Zellbiologische und enzymologische Methoden

Zellkulturarbeiten wurden unter sterilen Bedingungen in einer Sterilbank mit autoklavierten oder steril verpackten Einmal-Verbrauchsmaterial durchgeführt. Alle verwendeten Medien und Puffer wurden, wenn nicht anders beschrieben, vor der Benutzung auf 37°C vorgewärmt.

3.3.1 Kultivierung von Säugerzelllinien

Die Kultivierung der adhärent wachsenden Säugerzelllinien HEK 293T und PTK2 erfolgte grundsätzlich bei 37°C unter 5 % CO_2-Begasung. Sofern nicht gesondert angegeben wurde MEM-Medium mit 10 % FBS als Kulturmedium verwendet. Zusätzlich wurde das Medium noch mit einer Penicillin/Streptomycin-Lösung und einem Gemisch nicht-essentieller-Aminosäuren ergänzt. Ein Nährmediumwechsel erfolgte in regelmäßigen Abständen von 3-4 Tagen, bei dem das alte Medium durch Absaugen verworfen wurde.

3.3.2 Subkultivieren von Zellen

Bei konfluenten Zellkulturplatten, d.h. >90 % der Plattenoberfläche ist bewachsen, ist ein Passagieren und Verdünnen der Zellkultur nötig. Zum Passagieren wurde zunächst das Medium entfernt, die Zellen mit PBS gewaschen und anschließend drei Minuten mit Trypsin/ETDA-Lösung bei 37 °C inkubiert, wodurch es zu einer partiellen Zerstörung der Oberflächen-Zellwand-Wechselwirkung und damit zum Ablösen der Zellen kommt. Durch die Zugabe der doppelten Menge frischen Mediums wurde die Trypsin/EDTA-Wirkung gestoppt und die Zellen nachfolgend abzentrifugiert (500 g, 2 Minuten). Anschließend wurden die Zellen in frischem Medium resuspendiert und in geeignetem Maße auf neue Kulturgefäße verteilt.

3.3.3 Langzeitlagerung von Zellen

Die Herstellung von kryokonservierten Zellstocks ist durch die Gefahr von Kontaminationen und der Dedifferenzierung von Zellen, die viele Passagen alt sind, eine unerlässliche Methode, um auf Reserven zurückgreifen zu können.

Material und Methoden

Ähnlich wie bei der Subkultivierung von konfluenten Zellkulturen wurden dafür die Zellen mittels Trypsin/EDTA gelöst und abzentrifugiert. Die Zellen wurden anschließend in 1,7 ml Medium, welches zusätzlich 5 % DMSO und 20 % FBS enthielt, resuspendiert, 30 Minuten auf Eis und anschließend für 24 Stunden bei -20 °C gelagert. Am nächsten Tag wurden die Proben für drei Tage bei -80 °C gelagert bevor sie letztlich in flüssigem Stickstoff bei -196 °C konserviert wurden.

Zur Entnahme und Rekultivierung der Zellstocks wurden die Zellen möglichst schnell bei 37 °C im Wasserbad aufgetaut und in 7 ml frischem Medium abzentrifugiert, um überschüssiges DMSO zu entfernen. Nach Resuspension in Medium wurden die Zellen in Kulturschalen überführt und für 24 Stunden im Brutschrank inkubiert. Am folgenden Tag erfolgte erneut ein Mediumwechsel.

3.3.4 Zellzahlbestimmung

Für die Reproduzierbarkeit von Zellkulturversuchen ist die anfängliche Aussaat der Zellanzahl von großer Bedeutung, da das Zellwachstum durch unterschiedliche Zellzahlkonzentrationen beeinflusst werden kann. Die Zellzahlbestimmung wurde vor jedem Versuchsansatz mikroskopisch durch Auszählen der Zellen mittels Neubauer-Zählkammer durchgeführt. Dafür wurden die Zellen anfangs mit PBS gewaschen, mit Trypsin/EDTA von der Oberfläche gelöst und abzentrifugiert. Nach Resuspension in frischem Medium wurde anschließend die Zellanzahl in einem 10 µl Aliquot bestimmt und die Konzentration pro µl errechnet.

3.3.5 Transfektion von Säugerzellen

Transiente Transfektionen zur Expression von Genen in Säugerzellkulturen wurde mittels Fugene HD (Roche) durchgeführt. Zur Transfektion einer 80 % konfluenten 10 cm Kulturschale wurde zuvor eine Suspension aus 500 µl FBS-freien Medium, DNA und Transfektionsreagenz hergestellt und bei RT 15 Minuten inkubiert. Das Verhältnis von Vektor und Transfektionsreagenz betrug dabei 10 µg DNA zu 30 µl Fugene HD. Während der Inkubation wurde das Medium der Zellen durch FBS-freies Medium ersetzt und bevor die DNA-Fugene-Suspension gleichmäßig auf der Platte

Material und Methoden

verteilt wurde. Nach 24 Stunden wurden die Zellen je nach Versuchsanweisung verteilt und auf Medium mit FBS weiterkultiviert.

Transfektionen mit siRNA (Qiagen) wurden auch mit Fugene HD als Transfektionsreagenz in gleicher Weise mit FBS-freiem Medium durchgeführt. Die Endkonzentration der eingesetzten siRNA betrug letztlich im Zellkulturmedium 100 µM.

3.3.6 Herstellung von Gesamtzell-Homogenat

Die Präparation von Zellextrakten ist für den enzymatischen Nachweis der VKOR-Aktivität in HEK Zellen nötig. Zunächst wurden die Zellen dazu mit kaltem PBS gewaschen, anschließend mittels Zellschaber in 6 ml kaltem PBS von der Oberfläche einer 10 cm Zellkulturschale gelöst und in einem 15 ml Falcon abzentrifugiert (4°C, 1000g, 5 min.). Der Überstand wurde verworfen und die Zellen in 100 µl 2 % CHAPS gelöst und 10 Minuten auf Eis inkubiert. Anschließend wurde der Suspension 40 µl 250 mM Imidazol hinzugefügt und erneut 10 Minuten auf Eis inkubiert. Abschließend wurden noch 230 µl Glycerin (87 %) und 20 µl dH_2O zugegeben, bevor die Zellextrakte zur Bestimmung der VKOR-Aktivität verwendet werden konnten. Die Lagerung der Homogenate erfolgte bei - 80°C.

3.3.7 Bestimmung der Proteinkonzentration (nach Lowry)

Die Bestimmung der Proteinkonzentration wurde nach der von Lowry et al. entwickelten Methode durchgeführt [97]. Um eine Proteinkonzentration im Messbereich einer BSA-Standardkurve zu erreichen, wurden die Zellextrakt wurde im Verhältnis 1:100 in dH_2O verdünnt. Proteinstandards wurden mit definierten BSA-Konzentrationen im Bereich von 0 µg/ml bis 1 µg/µl aus einem 2 % BSA-Stock in dH_2O hergestellt.

Die Proteinbestimmung erfolgte in Mikrotiterplatten mit einem Probenvolumen von 10 µl. Nach Zugabe von 100 µl Reagenz „C" und einer Inkubation von 10 Minuten im Dunklen (RT), wurden 10 µl Folin-Ciovalteus-Reagenz hinzugefügt. Nach einer weiteren Inkubationsphase von 30 Minuten (dunkel, RT) wurde die Absorption bei 690 nm photometrisch gemessen. Anhand der Standardkurve wurden letztlich die Proteinkonzentrationen der Proben ermittelt.

Reagenz A: 2 % Na_2CO_3 in 0,1 N NaOH

Reagenz B: 0,5 % $CuSO_4$ in 1 % Natrium-Citrat

Reagenz C: 1 ml „B" zu 50 ml „A"

3.3.8 TCA-Proteinfällung

Zur Konzentrierung von Proteinen wurde eine Fällung mit Trichloressigsäure durchgeführt, indem eine Proteinlösung mit 1/10 TCA (100 %) versetzt und anschließend 20 Minuten bei 4 °C inkubiert wurde. Nach Zentrifugation (4 °C, 15000g, 15 min.) wurde der Überstand verworfen und die Probe mit kalten Aceton (-20 °C) gewaschen, erneut abzentrifugiert (4 °C, 15000g, 10 min.), anschließend getrocknet und im Puffer resuspendiert.

3.3.9 Messung der Zellviabilität (MTT-Assay)

Die zelluläre Fähigkeit der Proliferation ist ein wichtiger Parameter, um die Lebensfähigkeit und metabolische Aktivität von Zellen unter Einfluss zytotoxischer Substanzen bestimmen zu können. Unter Verwendung des CellTiter96® Cell Proliferation Assay (Promega) wurde im Rahmen dieser Arbeit die Zellviabilität untersucht. Grundlage des Viabilitätsassays ist die Umsetzung von gelben Methyltetrazoliumsalz (MTT) durch ausschließlich stoffwechselaktive Zellen. Dabei metabolisieren mitochondriale Dehydrogenasen MTT unter oxidativer Spaltung des Tetrazolringes zu lilafarbigen Formazan, welches zur Quantifizierung der Viabilität verwendet werden kann. Die Formazan-Bildung ist dabei von der Anzahl metabolisch aktiver Zellen proportional abhängig und spiegelt somit die Gesamtzellviabilität einer Kultur wieder [98, 99].

Material und Methoden

Mit Hilfe der Viabilitätsbestimmung wurde der zytotoxische Einfluss von Wasserstoffperoxid auf Zellen untersucht. Die Auswirkungen von Überexpression der VKORC1L1 oder der siRNA-vermittelter Repression und zusätzliche Supplementierung der Kulturen mit Vitamin K1 [1µM] wurden in verschiedenen Ansätzen gemessen, um einen Zusammenhang der VKORC1L1 mit zellulärem Schutz vor oxidativem Stress zu prüfen. Die Messung der Zellviabilität erfolgte dabei nach Vorgaben des Herstellers in Mikrotiterplatten.

Dazu wurden 20.000 Zellen je Vertiefung in durchsichtigen Mikrotiterplatten ausgesät und für vier Stunden unter Standardbedingungen kultiviert, bevor oxidativer Stress durch Wasserstoffperoxid [0-50µM] für 18 Stunden induziert wurde. Mit der Zugabe von 15µl MTS Lösung wurde die Viabilitätsmessung am nächsten Tag gestartet. Nach zwei Stunden Inkubationszeit bei 37 °C wurde die Formazan-Bildung mittels ELISA-Gerät photometrisch anhand der Absorption [490nm] gemessen.

Zellen, in denen der Einfluss der VKORC1L1 auf die Viabilität untersucht wurde, wurden 24 Stunden vor Aussaat transient transfiziert, um eine Steigerung der VKORC1L1-Aktivität durch Überexpression (pCAP4-VKORC1L1) oder eine durch siRNA (Qiagen si-hVKORC1L1) bedingte Verringerung der VKORC1L1-Aktivität zu erreichen. Bei zusätzlicher Supplementierung der Kulturen mit Vitamin K_1 (gelöst in DMSO), wurde das Antioxidans nach Aussaat der Zellen mit ins Medium hinzugefügt, so dass eine Aufnahme des Phyllochinons vor Stressinduktion stattfinden konnte. Negativkontrollen wurden mit DMSO und randomisierter siRNA analog durchgeführt.

3.3.10 Detektion freier Sauerstoffradikale

Zur Messung intrazellulär gebildeter Sauerstoffradikalen wurde 2',7'-Dichlorodihydrofluorescein-diacetate (H_2-DCF-DA) verwendet, welches nach Aufnahme und enzymatischer Hydrolyse der Acetatgruppe (-DA) in der Zelle mit Sauerstoffradikalen zum Fluorochrom Dichlorofluorescein (DCF) oxidiert [100]. Durch Anregung mit Licht der Wellenlänge 488 nm kann anschließend die Fluoreszenz von DCF bei einer Emissionswellenlänge von 525 nm detektiert werden [101].

Material und Methoden

Auf diese Weise wurde durch die Messung freier Radikale sowohl der enzymatische Einfluss der VKORC1L1, VKORC1 und GGCX als auch der Einfluss verschiedener Antioxidantien (Vitamin K_1, Vitamin K_2, Ubichinon Q10 und Vitamin E) und Warfarin auf intrazelluläre ROS-Spiegel untersucht. Die Generierung freier Radikale wurde dazu in Zellen durch die Zugabe mit 2,3-Dimethoxy-1,4-naphthoquinone (DMNQ) induziert und anschließend die Fluoreszenz im Abstand von fünf Minuten über zwei Stunden gemessen.

24 Stunden vor Messung der ROS-Bildung wurden 20.000 Zellen je Vertiefung einer schwarzen 96-Loch-Mirkrotiterplatten ausgesät und unter normalen Bedingungen kultiviert. Transfektionen zur Überexpression der VKORC1L1, VKORC1 oder GGCX wurden einen Tag vor Aussaat der Zellen durchgeführt. Eine temporäre Verringerung der VKORC1L1-Genaktivität durch siRNA-Transfektion wurde auf gleiche Weise einen Tag vor Aussaat der Zellen durchgeführt. Eine Vorinkubation mit Antioxidantien [1 µM], Warfarin [0,75 µM] oder deren Lösungsmittel DMSO erfolgte in Standardmedium jeweils drei Stunden vor der 30 minütigen Inkubation mit H_2DCFDA [8 µM] in HBSS-Puffer. Zur Entfernung von nicht aufgenommenen H_2DCFDA wurden die Zellen im Anschluss dreimal mit HBSS gewaschen bevor MEM-Medium ohne Phenolrot für die ROS-Messung hinzugefügt wurde. Die Messung freier Radikale erfolgte direkt nach der DMNQ [100 µM] induzierten ROS-Formation im Fluorometer (Fluoroscan) bei 37°C.

3.3.11 Messung der Protein-Peroxidation in Zellen

Ein Indikator für intrazelluläre Schäden durch freie Sauerstoffradikale ist die verursachte Bildung von Carbonylgruppen an Proteinen. Steigende Konzentrationen an Carbonylgruppen sind daher ein Biomarker für oxidativen Stress und spiegeln sukzessiv die zelluläre Belastung durch ROS wieder. Im Rahmen dieser Arbeit wurde ein ELISA basierter Test zur Quantifizierung der Protein-Peroxidation angewandt (Biocell, Protein Carbonyl Enzyme Immuno-Assay Kit), um protektive Einflüsse der VKORC1L1 auf die Bildung von Carbonylgruppen zu untersuchen.

Die Zellernte und Proteinkonzentrierung wurde nach bereits beschriebenen Methoden durchgeführt *(3.3.6; 3.3.7)*, bevor der Versuchsablauf zur Messung der

Material und Methoden

Protein-Peroxidation strikt nach Anweisung des Herstellers für „niedrig konzentrierte Proteinproben" durchgeführt wurde. Die abschließende Detektion der Carbonylgruppen erfolgte photometrisch mittels ELISA-Gerät bei einer Absorptionswellenlänge von 450 nm. Auf diese Weise wurde der Carbonylgruppen-Spiegel in Zellen 48 Stunden nach Transfektion mit *VKORC1L1* und *VKORC1* detektiert. Ergänzend dazu wurde die jeweilige Genaktivität durch siRNA-Transfektion verringert. Die Kultivierung erfolgte bei allen Zellen in Standardmedium in An- und Abwesenheit von Vitamin K1 [1µM].

3.3.12 Protein Co-Lokalisation der VKORC1L1

Zur subzellulären Lokalisation der VKORC1L1 wurde ein Fusionsprotein aus VKORC1L1 und eGFP zusammen mit kommerziellen fluoreszierenden Kontrollproteinen in PTK2 über Nacht überexprimiert. Die Kultivierung und die Transfektion der PTK2-Zellen erfolgten auf sterilen Deckgläsern unter Standardbedingungen. Nach Fixierung der Zellen in 2 % PFA wurden die Proben in Mowiol eingebettet und 24 Stunden im Dunkeln ausgehärtet. Mittels konfokaler Mikroskopie (LSM 710, Zeiss) wurde anschließend die subzelluläre Lokalisation der VKORC1L1 anhand der co-exprimierten Kontrollproteine analysiert. Auf diese Weise wurde die Lokalisation im ER, in Mitochondrien, Peroxisomen und in der Zellmembran untersucht.

3.3.13 Bestimmung von K_M und V_{MAX} für die VKORC1L1

Die Eigenschaft der VKORC1L1 Vitamin K-Epoxid zum Chinon zu reduzieren wurde zur Bestimmung der enzymatischen Konstanten K_M und V_{MAX} für Vitamin K1 und K2-Epoxid als Substrat genutzt. Dazu wurden 30 µl HEK-Zellhomogenat, VKORC1L1-transfizierter Zellen, in 470 µl kaltem Reaktionspuffer „B" aufgenommen, 20 µl DTT [Endkonzentration 5 mM] hinzugefügt, eine Minute bei RT inkubiert und anschließend auf Eis 5 µl $CaCl_2$ [5 mM] zugegeben. Den Ansätzen wurde als nächster Schritt eine definierte Epoxid-Konzentration [0µM - 256 µM] hinzugefügt, um die Aktivität der VKORC1L1 bei zehn verschiedenen Substratkonzentrationen zu ermitteln. Die

Material und Methoden

Reduktion des Epoxids zum Chinon erfolgt bei 30°C im Wasserbad für 60 Minuten und wurde durch die Zugabe von Isopropanol/Hexan (3:2 v/v) gestoppt. Zur internen Extraktionskontrolle wurde zusätzlich das jeweilige nicht als Substrat verwendete Epoxid [K_1O oder K_2O; 8µM] hinzugefügt und anschließend 15 Sekunden lang ausgeschüttelt, wodurch die hydrophoben Vitamin K Derivate in der Hexanphase angereichert und nach Überführen des Hexans in ein separates Reaktionsgefäß eingedampft wurden. Nach Lösung in 50 µl Isopropanol wurden 40 µl der Lösung zur HPLC-Analyse verwendet. Die chromatografische Auftrennung und DAD-Detektion erfolgte über HPLC-RPC$_{18}$ bei 254 nm. Als Laufmittel wurde Methanol (1 ml/min) bei 45°C Säulentemperatur verwendet. Die Quantifizierung der gebildeten Chinonkonzentration wurde unter Berücksichtigung des Extraktionsstandards und der Peakfläche durchgeführt. Durch die doppelt reziproke Auftragung der gebildeten Produkte wurden anschließend die Konstanten K_M und V_{MAX} für Vitamin K1 und K2 als Substrat errechnet [64].

3.3.14 Epoxidsynthese nach Tishler et al.

Die Herstellung von Vitamin K-Epoxid (aus Vitamin K1 und K2) erfolgte nach der Methode von Tishler et al. [102]. Die Epoxide dienten als Substrat zur Bestimmung der VKORC1L1-Enzymkinetiken. 150 mg Vitamin K, 130 mg Natrium-Carbonat wurden dazu in 15 ml Ethanol gelöst und 2 ml 30 % H_2O_2 zugegeben bevor die gelbliche Lösung für 2,5 Stunden im Wasserbad auf 70 °C erwärmt wurde. Auf Grund der Epoxidierung des Vitamin K entfärbte sich die Lösung. Nach Abkühlen der jetzt farblosen Lösung wurde 5 ml Wasser hinzugefügt, bevor weitere 20 ml Diethylether zur Epoxid-Extraktion zugegeben wurden. Anschließend wurde das Gemisch fünf Minuten ausgeschüttelt und anschließend zentrifugiert (5 min., 4 °C, 1000 g), wodurch es zur Phasentrennung von Ether und Wasser kam. Die Epoxid-enthaltende Etherphase wurde abgenommen und mit 10 g wasserfreiem Natriumsulfat über Nacht getrocknet (RT). Anschließend wurde die Etherphase in ein neues Reaktiongefäß überführt, unter Stickstoff eingedampft und das zurückbleibende Epoxid in Ethanol resuspendiert. Die Lagerung erfolgt letztlich bei 4 °C im Dunklen.

3.3.15 Messung stressinduzierter *VKOR*-Expression und VKOR-Aktivität

Um einen regulativen Einfluss von oxidativen Stress auf die *VKORC1L1*- und *VKORC1*-Expression zu untersuchen, wurden 80 % konfluente HEK-Zellen mit Wasserstoffperoxid [Endkonzentration 75µM im MEM-Medium] behandelt. Die Inkubationsdauer betrug 0, 20, 40, 60, 90 und 120 Minuten unter Standardbedingungen bevor anschließend die mRNA der Zellen mittels des Qiagen RNeasy Kits isoliert wurde. Nach cDNA-Synthese durch reverse Transkription (QuantiTect Reverse Transcription Kit, Qiagen) wurde eine relative Quantifizierung der mRNA Expression für *VKORC1L1*, *VKORC1* und *PBGD* als Referenzgen zur Normalisierung mittels real-time PCR durchgeführt.

Analog zur Bestimmung der mRNA-Expression wurde die korrespondierende gesamt VKOR-Aktivität bezüglich der Reduktion des Vitamin K1-Epoxids zum Chinon in Zellhomogenaten nach zeitabhängiger H_2O_2-Behandlung [75 µM] gemessen. Die verwendete Substratmenge betrug 8 µM Vitamin K_1-Epoxid und die Inkubation bei 30°C im Wasserbad wurde nach 60 Minuten gestoppt. Als interner Standard wurde vor Hexanextraktion Vitamin K2-Epoxid [8 µM] hinzugefügt. Die Ermittlung der VKOR-Aktivität erfolgte anschließend durch chromatografische Auftrennung und Detektion des gebildeten Chinons auf der HPLC mittels DAD-Detektor bei 254nm.

3.4 Bioinformatische *in silico* Analyse

Die mögliche intrazelluläre Lokalisation der VKORC1L1 wurde durch Analyse der primären Aminosäurensequenz webbasiert mittels PSORT2 auf bekannte zelluläre Zielsequenzen (http://psort.ims.u-tokyo.ac.jp/form2.html) untersucht.

Promotoranalysen auf mögliche Bindungsstellen für Transkriptionsfaktoren (engl. „transcription factor binding sites", TFBS) wurden mittels MatInspector-Software (www.genomatix.de) durchgeführt. Zum Vergleich wurden die Promotoren von *VKORC1L1*, *VKORC1*, *ERO1*, *PDI* und Katalase in der Region von c.-1000 bis c.-1 jedes Gens auf mögliche TFBS hin untersucht. Verwendet wurde die Matrix Datenbank Version 8.1 mit optimierten Matrix-Ähnlichkeiten von größer 0,9 [103].

4 Ergebnisse

4.1 Zelluläre Lokalisation von VKORC1L1

Für die Aufklärung grundlegender Funktionen der VKORC1L1 war die intrazelluläre Lokalisierung des Enzyms von großer Bedeutung. Da keine spezifischen Antikörper existieren, wurde zu Beginn die VKORC1L1-Sequenz zur Co-Lokalisierung um die Sequenz des „enhanced green fluorescence protein" (eGFP) mittels overlap extension PCR am C-Terminus verlängert. Das dabei entstandene Konstrukt aus VKORC1L1 und eGFP konnte anschließend aufgereinigt und in einen eukaryotischen Expressionsvektor kloniert werden. Die zusätzliche Co-Expression mit kommerziellen fluoreszierenden Proteinen für unterschiedliche subzelluläre Kompartimente wurde in Kombination mit dem VKORC1L1 Konstrukt durchgeführt und mittels Konfokalmikroskopie visualisiert. Durch diese Co-Expression war es möglich, das VKORC1L1-Protein in der Zelle zu lokalisieren. Die nachfolgenden Abbildungen zeigen unterschiedliche Kontrollproteine in Kombination mit dem VKORC1L1-eGFP Konstrukt.

4.1.1 Endoplasmatisches Retikulum

AbbildungAbb 6 zeigt die Proteinlokalisation von VKORC1L1-eGFP (grün) und die des Kontrollplasmids pDsRed2-ER (Endoplasmatisches Retikulum, rot). Durch elektronische Überlagerung zweier getrennt aufgenommener Bilder erscheinen Übereinstimmungen der Expression gelb. Die im Rahmen dieser Arbeit angefertigten Aufnahmen weisen durch die deutlich sichtbare Gelbfärbung nach Überlagerung auf eine Lokalisierung des VKORC1L1-Proteins im Endoplasmatischen Retikulum hin.

4.1.2 Mitochondrien, Peroxisomen, Zellmembran

Um weitere Zellkompartimente auf eine Expression der VKORC1L1 hin zu überprüfen, wurde auf dieselbe Weise eine Co-Lokalisation mit spezifischen mitochondrialen (*Abb 7*) und peroxisomalen (*Abb 8*) Proteinen durchgeführt. Zusätzlich wurden noch Proteine der Zellmembran (*Abb 9*) fluoreszensmarkiert exprimiert.

Ergebnisse

Co-Lokalisierung im Endoplasmatischen Retikulum:

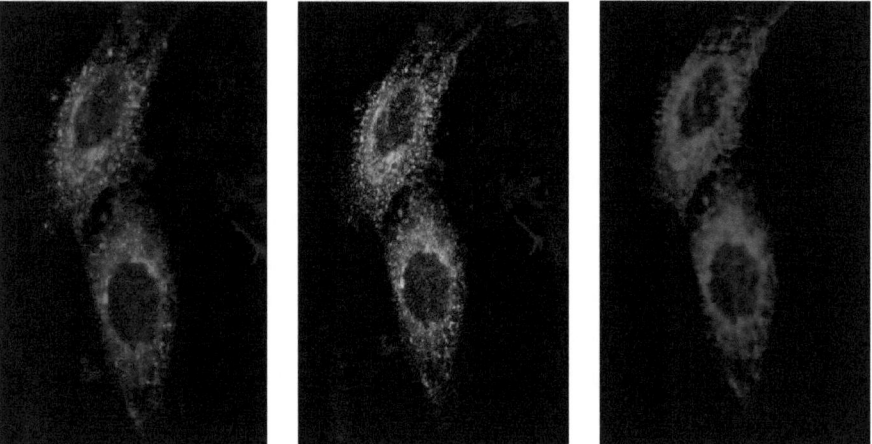

Abb 6: Co-Expression von VKORC1L1-eGFP (A) und pDsRed2-ER (C) in PTK-Zellen. (B) stellt die elektronische Überlagerung und Co-Lokalisation der exprimierten fluoreszierenden Proteine dar.

Co-Lokalisierung in Mitochondrien:

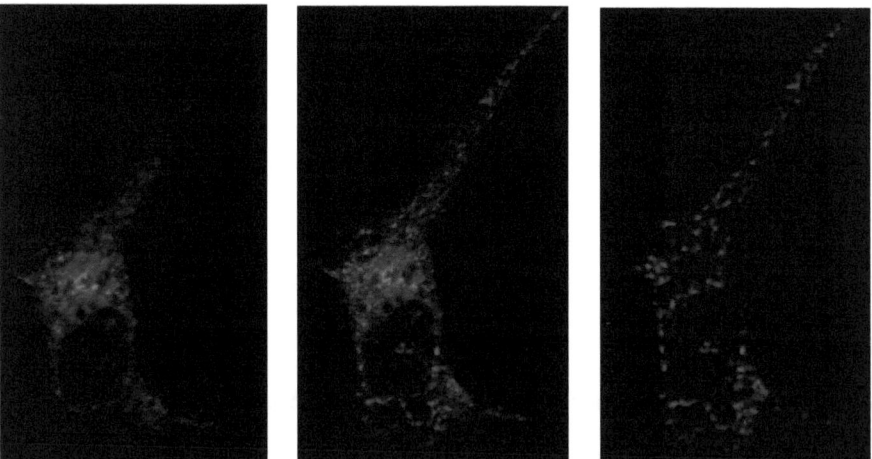

Abb 7: Co-Expression von VKORC1L1-eGFP (A) und pDsRed2-Mitochondrien (C) in PTK-Zellen. (B) stellt die elektronische Überlagerung der exprimierten fluoreszierenden Proteine dar. Es ist keine Co-Lokalisation in Mitochondrien erkennbar.

Ergebnisse

Co-Lokalisierung in Peroxisomen:

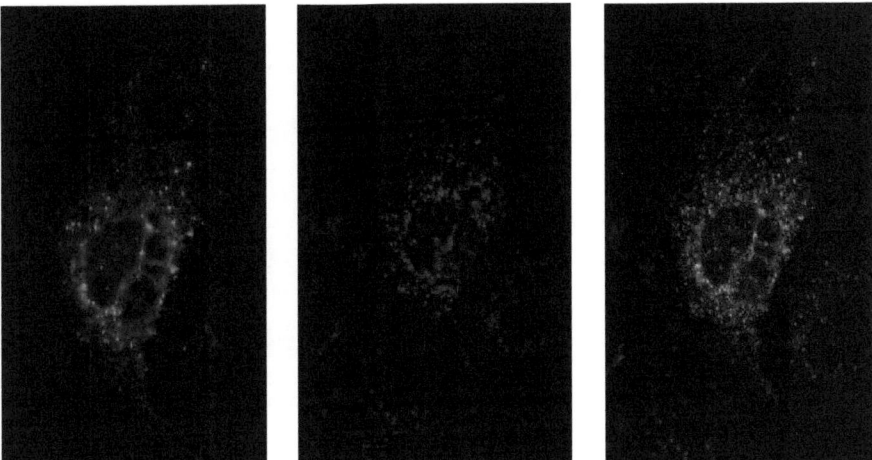

Abb 8: Co-Expression von VKORC1L1-eGFP (A) und pDsRed2-Peroxisomen (C) in PTK-Zellen. (B) stellt die elektronische Überlagerung der exprimierten fluoreszierenden Proteine dar. Es ist keine Co-Lokalisation in Peroxisomen erkennbar.

Co-Lokalisierung in der Zellmembran:

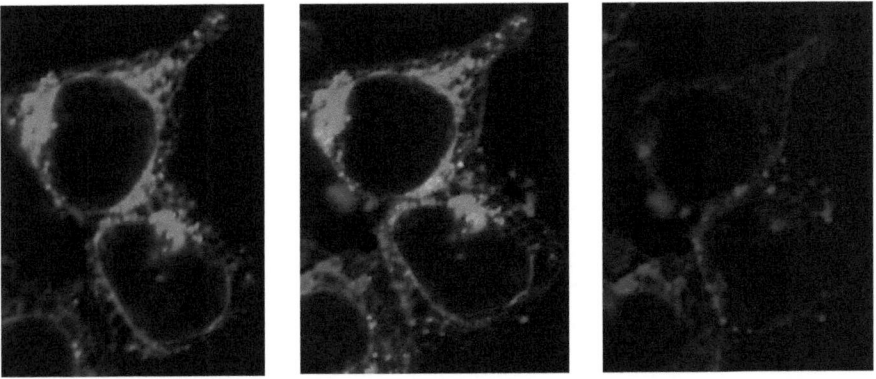

Abb 9: Co-Expression von VKORC1L1-eGFP (A) und pDsRed2-Membran (C). (B) stellt die elektronische Überlagerung der exprimierten fluoreszierenden Proteine dar. Es ist keine Co-Lokalisation in der Zellmembran erkennbar.

Ergebnisse

4.1.3 Natives eGFP: Expression und Fluoreszenz in PTK-Zellen

Zur Kontrolle der nativen Eigenschaften des eGFPs, der Lokalisation im Cytoplasma, wurden Zellen mit dem Vektor pegfp-N2 transfiziert und nach 18 Stunden die Fluoreszens mittels Fluoreszensmikroskopie dokumentiert. Die Abbildung*Abb 10* zeigt die gleichmäßige Verteilung der eGFP-Fluoreszens im Cytoplasma der Zelle.

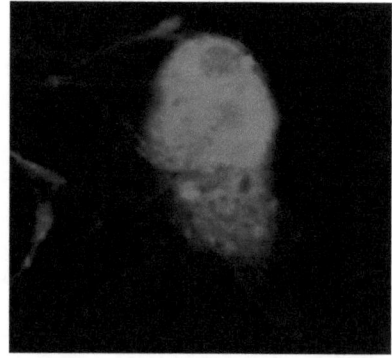

Abb 10: Expression von nativen eGFP nach Transfektion von PTK-zellen mit peGFP-N2.

4.2 Enzymologische Charakterisierung der VKORC1L1

4.2.1 Auftrennung und Quantifizierung von Vitamin K-Derivaten

Die Auftrennung der Substanzen erfolgte nach dem Prinzip der Umkehrphasenchromatographie nach spezifischer Retentionszeit der Substrate und Produkte auf Grund ihrer unterschiedlichen Wechselwirkungen mit der unpolaren RP_{18}-Trennsäule.

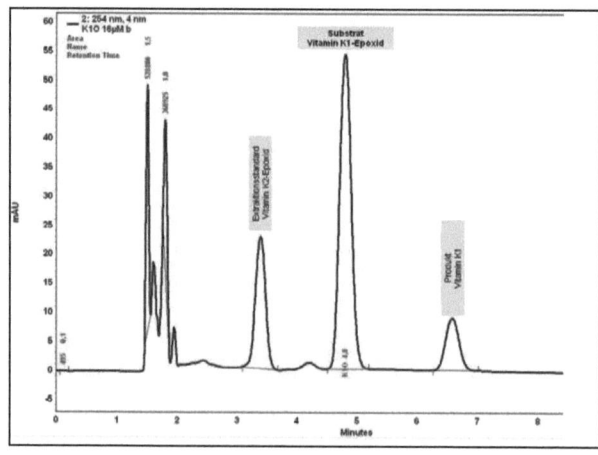

*Abb 11: **Chromatogramm der Vitamin K1-Kinetik***
Vitamin K2-Epoxid (3,4 min.) wurde als Extraktionsstandard nach der VKORC1L1-katalysierten Reduktion von 16 µM Vitamin K1-Epoxid (4,7 min.) als Substrat zum K1-Chinon (6,6 min.).

Ergebnisse

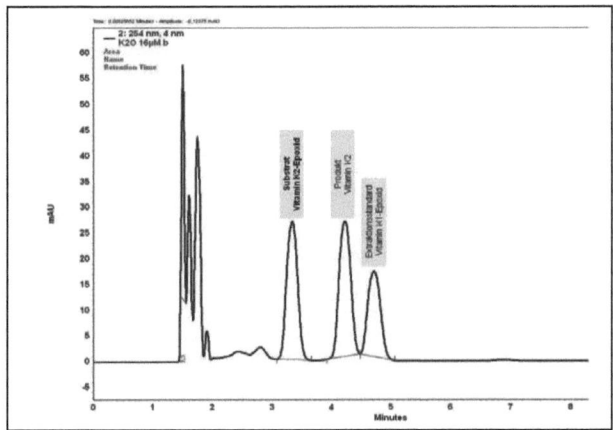

Abb 12: **Chromatogramm der Vitamin K2-Kinetik**
Vitamin K1-Epoxid (4,7 min.) wurde als Extraktionsstandard nach der VKORC1L1-katalysierten Reduktion von 16 µM Vitamin K2-Epoxid (3,4 min.) als Substrat zum K2-Chinon (4,2 min.).

4.2.2 VKORC1L1-Kinetik: Bestimmung von K_M und V_{MAX}

Um die enzymologischen Eigenschaften der VKORC1L1 zu bestimmen, wurde eine konzentrationsabhänigige Kinetik sowohl mit Vitamin K1-Epoxid als auch mit Vitamin K2-Epoxid durchgeführt. Als Grundlage wurde in HEK 293T Zellen VKORC1L1 überexprimiert und anschließend die Aktivität im Zellhomogenat mit verschiedenen Substratkonzentrationen an Vitamin K1-Epoxid oder Vitamin K2-Epoxid gemessen. Die quantitative Auftrennung der einzelnen Substanzen erfolgte mittels HPLC-RP$_{18}$ und die Analyse mittels DAD-Detektion bei 254 nm als Absorptionsmaximum (Abb 11; Abb 12). Die Berechnung der Umsatzmenge nach der Reaktion und Separation erfolgte unter Berücksichtigung eines Extraktionsstandarts über die Peak-Fläche. In AbbildungAbb *13* und Abb *14* ist die doppelt reziproke Auftragung der gemessenen Produktkonzentrationen gegen die Substratkonzentration dargestellt. Aus den Daten der Vitamin K1-Chinonbildung lässt sich nach Lineweaver Burk die Michaelis-Menten-Konstante K_M und die V_{MAX} für VKORC1L1 mit Vitamin K1-Epoxid als Substrat errechnen. Analog dazu aus den Daten für Vitamin K2-Epoxid die Konstanten K_M und V_{MAX} für VKORC1L1 mit K2-Epoxid als Substrat.

Ergebnisse

Aus der Geradengleichung der Vitamin K1-Kinetik lässt sich ein K_M Wert von 4,79 mit einem Vmax von 0,52 errechnen. Im Vergleich dazu beträgt der errechnete K_M Wert der Vitamin K2-Kinetik 13,9 mit entsprechendem V_{MAX} von 2,95.

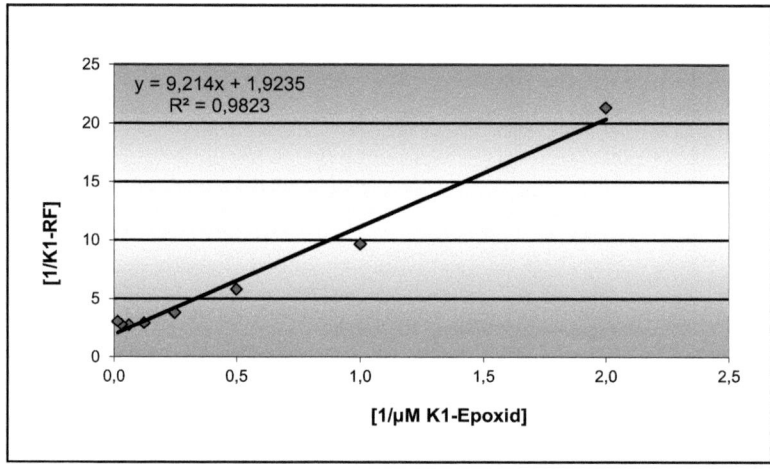

*Abb 13: **Lineweaver-Burk Diagramm***
Doppelt reziproke Auftragung der gebildeten K1-Chinon Konzentration gegen die Substratkonzentration von K1-Epoxid.

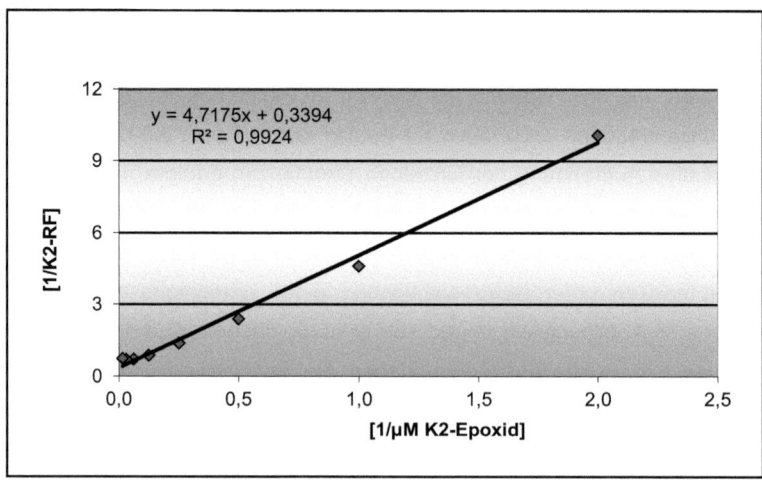

*Abb 14: **Lineweaver-Burk Diagramm***
Doppelt reziproke Auftragung der gebildeten K1-Chinon Konzentration gegen die Substratkonzentration von K1O.

Ergebnisse

4.3 Funktionelle Eigenschaften der VKORC1L1

4.3.1 *In silico* Analyse der *VKORC1L1*-Promotorregion

Die in Tabelle 1 dargestellten Ergebnisse zeigen die Häufigkeiten bestimmter Transkriptionsfaktoren in absteigender Reihenfolge des *VKORC1L1*-Promotors im Vergleich zu möglichen TFBS der *ERO1, PDI, Katalase, VKORC1* und der *GGCX*. Aufgeführt sind nur solche TFBS, die mindestens 3x als mögliche Bindungstelle für VKORC1L1 mittels MatInspector detektiert wurden.

Tab 1: Anzahl der TFBS, die in den mittels MatInspector analysierten Promotorregionen der aufgeführten Gene gefunden wurden.

TFBS-Familie	Regulation antioxidativer Mechanismen	VKORC1L1	PDI	EROI	Katalase	VKORC1	GGCX
EGRF	[104] [105]	23	8	9	4	0	2
ZBPF	[106]	14	19	14	6	1	3
KLFS	[107]	14	12	9	12	3	4
SP1F	[108]	10	8	8	6	4	3
RXRF	[109]	6	1	2	0	1	1
EBOX	[110] [111]	5	4	2	0	1	1
RREB	[114]	4	1	1	0	0	0
CTCF	[112]	4	5	7	1	0	2
NRF1	[113]	4	4	4	0	1	0
MAZF		10	8	5	3	1	0
E2FF		6	1	3	1	3	2
HOMF		5	3	2	10	0	2
XCPE		5	3	6	4	2	2
PURA		5	0	0	0	1	0
ZF5F		4	5	2	0	2	2
CAAT		3	2	2	4	2	1
SORY		3	2	0	0	0	2
MYBL		3	0	1	3	1	2
MZF1		3	2	1	2	0	1

Ergebnisse

4.3.2 Messung der stressinduzierten VKOR-Aktivität

In diesem Abschnitt der Arbeit wurde der Einfluss von oxidativem Stress auf die VKOR-Aktivität durch Wasserstoffperoxid untersucht. Zu diesem Zweck wurde Kulturmedium unbehandelter HEK 293T Zellen mit Wasserstoffperoxid [75 µM] versetzt und bis zu 120 Minuten inkubiert. Zellernten erfolgten nach 0, 20, 40, 60, 90 und 120 Minuten, welche direkt zu Zellhomogenaten verarbeitet wurden, um anschließend die Enzymaktivität der VKOR zu messen. Als Substrat diente in diesen Ansätzen des VKOR-Assays Vitamin K1-Epoxid, welches während der enzymatischen Reaktion durch die VKOR zum Chinon reduziert wurde.

AbbildungAbb 15 zeigt den Anstieg der Enzymaktivität im Verhältnis zur Kontrolle ohne Stresseinwirkung (Null Minuten). Der Umsatz von Epoxid zu Chinon stieg dabei während der gesamten Messperiode stetig an und vervielfachte sich nach 120 Minuten um das Vierfache. Alle Werte beruhen auf fünffach wiederholten enzymatischen Reaktionen.

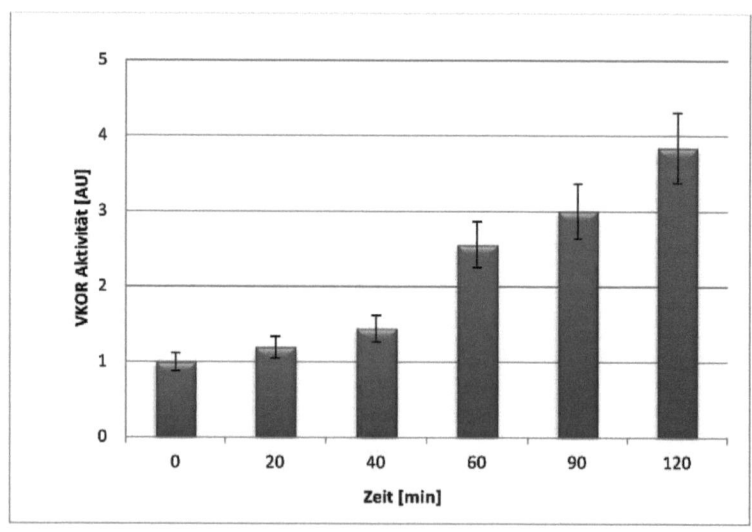

Abb 15: Anstieg der VKOR-Aktivität nach Inkubation mit 75µM Wasserstoffperoxid. Aktivitätsmessung mit K1O und Quantifizierung mittels HPLC-RP$_{18}$.

Ergebnisse

4.3.3 *VKORC1L1* und *VKORC1* mRNA-Quantifizierung nach Stressinduktion

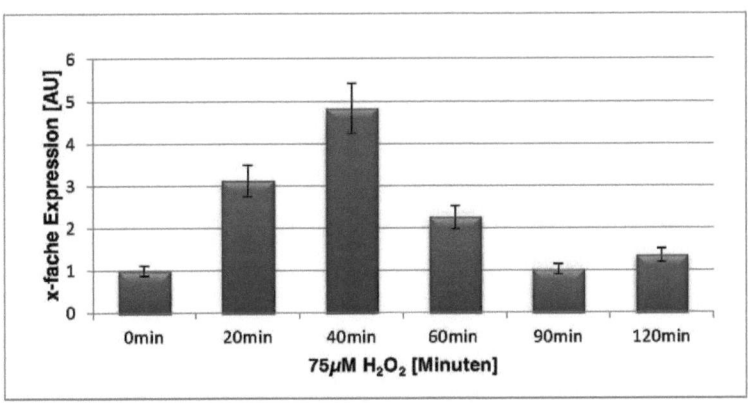

Abb 16: Änderung der VKORC1L1 mRNA-Expression nach Inkubation mit 75µM Wasserstoffperoxid. Quantifizierung mittels real-time PCR und spezifischer Sonde.

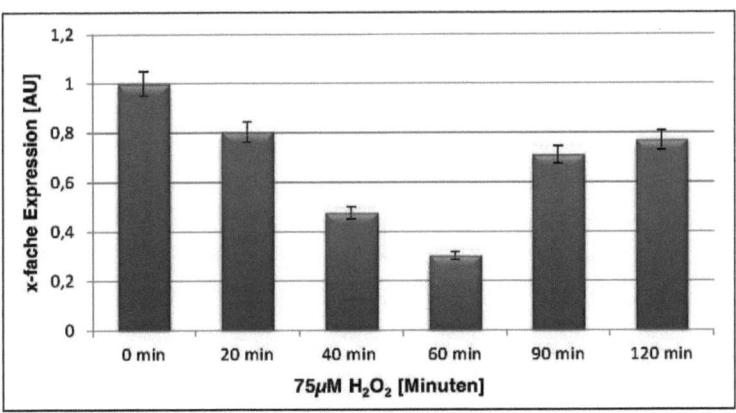

Abb 17: Änderung der VKORC1 mRNA-Expression nach Inkubation mit 75µM Wasserstoffperoxid. Quantifizierung mittels real-time PCR und spezifischer Sonde.

Auf Grund der Stress-induzierten VKOR-Enzymaktivität sollte in gleicher Weise auch das Expressionsverhalten der *VKORC1L1* und der *VKORC1* mittels mRNA-

Ergebnisse

Quantifizierung untersucht werden. Dafür wurde die gesamte mRNA aus HEK 293T Zellen, die zuvor bis zu 120 Minuten mit 75µM Wasserstoffperoxid inkubiert wurden, isoliert und in cDNA umgeschrieben. Die durch reverse Transkription erhaltene cDNA diente anschließend als Grundlage zur mRNA-Quantifizierung mittels real-time PCR. Primer in Exon 2 (5´-3´) und 3 (3´-5´) und eine exonübergreifende Sonden, die ausschließlich auf der cDNA der *VKORC1L1* bzw. der *VKORC1* binden konnten, wurden zur spezifischen Detektion verwendet. Die Ergebnisse wurden mit dem Housekeeping-Gen *PBGD* normalisiert und die relative Expression mittels delta-delta-ct-Methode berechnet. Die oben gezeigten Darstellungen *(Abb 16; Abb 17)* zeigen die Ergebnisse der *VKORC1L1* und der *VKORC1* mRNA-Expression im Verhältnis zur Kontrolle (Null Minuten).

Ein Anstieg der *VKORC1L1*-Expression um das Dreifache ist bereits nach 20 Minuten zu erkennen und steigert sich nachfolgend noch bis auf das Fünffache nach 40 Minuten im Vergleich zur Kontrolle. In Proben mit längerer Inkubation als 40 Minuten Wasserstoffperoxid sinkt die Menge an VKORC1L1 mRNA wieder bis auf den Ausgangswert der Kontrolle ab. Die Expression der *VKORC1* wurde durch die Inkubation mit H_2O_2 nicht gesteigert, sondern zeigt innerhalb bis 60 Minuten einen Abfall der relativen mRNA-Konzentration.

4.3.4 Photometrische Messung der Zellviabilität

Die Fähigkeit zur Zellproliferation, der aktiven Teilung von Zellen, ist ein wichtiger Parameter dafür, um eine Aussage über die Viabilität von Zellen zu treffen. Durch Messung der Viabilität von Zellen ist es möglich, direkte Auswirkungen von abiotischen Faktoren zu bewerten. Die Detektion teilungsfähiger Zellen erfolgte mittels des CellTiter96® Cell Proliferation Assays (Promega), welchem die Umsetzung von MTS zu Formazan durch ausschließlich lebende Zellen zu Grunde liegt.

Durch die Bestimmung der Viabilität wurde in diesem Abschnitt der Arbeit untersucht, inwiefern sich oxidativer Stress auf die Zellviabilität auswirkt. Zusätzlich wurde der Einfluss von Vitamin K1, K2 und Coenzym Q10 als Antioxidans und mögliche antioxidative Eigenschaften der VKORC1L1 auf enzymatischer Ebene untersucht.

Die lineare Abhängigkeit der Formazanbildung von der Zellanzahl ist in *(Abb 18)* dargestellt. In diesem Ansatz wurde eine bestimmte Anzahl von HEK 293T Zellen ausgesät, über Nacht unter Standardbedingungen kultiviert und anschließend die Viabilität gemessen. Die ansteigende Formazanbildung ist auf der y-Achse durch die Absorption dargestellt und gegen die Zellanzahl auf der x-Achse aufgetragen.

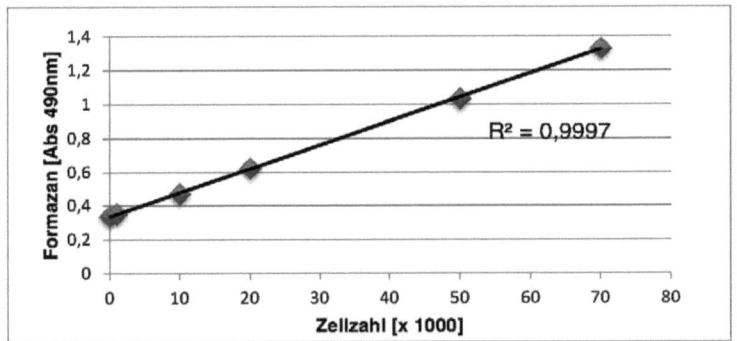

Abb 18: Linearität des CellTiter96® Cell Proliferation Assays (Promega); MTS Inkubationszeit zwei Stunden, photometrische Messung der Absorption bei 490 nm.

4.3.4.1 Auswirkungen von oxidativem Stress auf die Viabilität

Die zytotoxischen und schädigenden Eigenschaften Wasserstoffperoxids im Zusammenhang mit der Zellviabilität sind in Abbildung Abb *19* dargestellt. Sie zeigt die prozentuale Viabilität zur Kontrollkultur nach 18-stündiger Stressinduktion. Bei einer Wasserstoffperoxidkonzentration von 25 µM zeigten die Zellen eine 30 % niedrigere Viabilität im Vergleich zur Kontrolle (0 µM H_2O_2). Nach Steigerung des oxidativen Stresses mit 50 µM Wasserstoffperoxid sank die Anzahl teilungsfähiger Zellen prozentual um 60 % der Kontrollkultur.

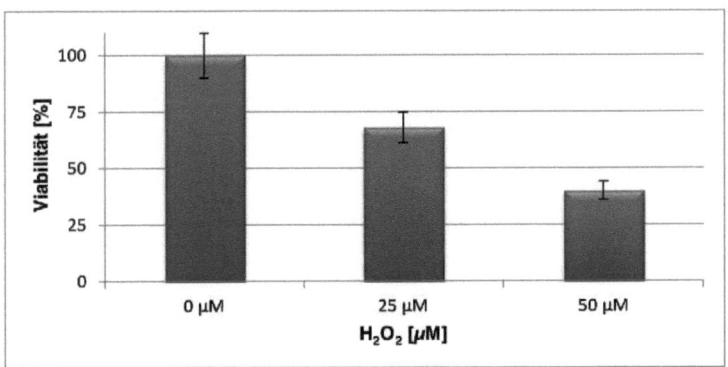

Abb 19: Einfluss von Wasserstoffperoxid auf die Zellviabilität. Viabilität entspricht dem prozentualen Verhältnis gegenüber der Kontrollkultur mit 0 µM H_2O_2.

Ergebnisse

4.3.4.2 Einfluss von Antioxidantien auf die Viabilität

4.3.4.2.1 Vitamin K1

Um den Einfluss von Vitamin K1 auf die Viabilität von Zellen zu untersuchen, wurde dem Kulturmedium der Zellen Vitamin K1 in einer Endkonzentration von 0,05 µM hinzugefügt. Drei Stunden nach dieser Substitution wurde für weitere 18 Stunden oxidativer Stress in der Zelle durch die Zugabe von Wasserstoffperoxid initiiert. In Abbildung Abb *20* sind die Ergebnisse der Viabilitätsmessung prozentual dargestellt. Als Referenzwert wurden Zellen ohne Vitamin K1 und ohne Wasserstoffperoxid Einwirkung auf 100 % Viabilität festgelegt. Betrachtet man ausschließlich die blauen Balken ohne Vitamin K1 Zugabe oder unabhängig davon die roten Balken (mit Vitamin K1), spiegelt sich mit zunehmender Peroxidkonzentration das in Abschnitt 4.3.4.1 beschriebene Muster des Viabilitätsverlustes wieder. Vergleicht man jedoch die K1-substituierten Zellen mit den Zellen ohne Antioxidans, so ist zu erkennen, dass die Viabilitätsrate bei allen drei Peroxidkonzentrationen über dem Niveau der Zellen ohne Vitamin K1 lag.

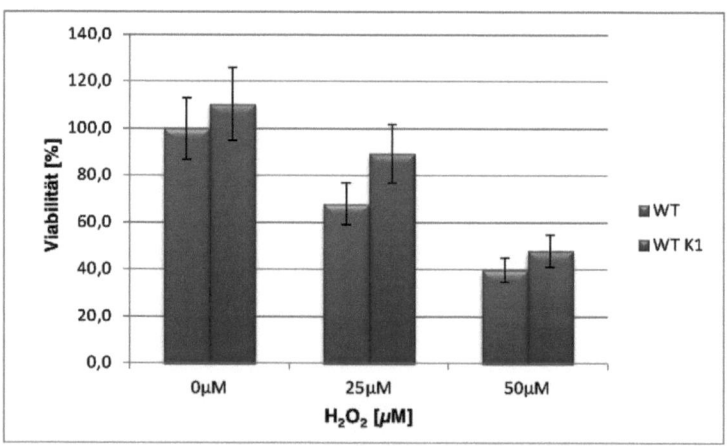

Abb 20: Einfluss von Phyllochinon auf die Zellviabilität nach Inkubation mit Wasserstoffperoxid. Viabilität entspricht dem prozentualen Verhältnis gegenüber der Kontrollkultur ohne Vitamin K1 und 0 µM Peroxidkonzentration.

Ergebnisse

4.3.4.2.2 Vitamin K2

Analog zu den Ansätzen der Vitamin K1 Zugabe, wurden den Zellen vor der Inkubation mit Wasserstoffperoxid 0,05 µM Vitamin K2 im Kulturmedium zugesetzt. Die anschließende Bestimmung der Proliferationsrate je Kulturschale erbrachte ein vergleichbares Ergebnis mit den Werten der Vitamin K1-Messungen. In AbbildungAbb 21 ist die Viabilität in Prozent gegen die Kontrollprobe ohne Vitamin K2 dargestellt. Auffällig dabei ist, dass Zellen trotz 25µM Wasserstoffperoxid Behandlung eine Viabilität von 100 % nach Vitamin K2-Inkubation aufwiesen und im Vergleich zur Referenzkontrolle ohne Stress keine Senkung der Teilungsrate zeigten.

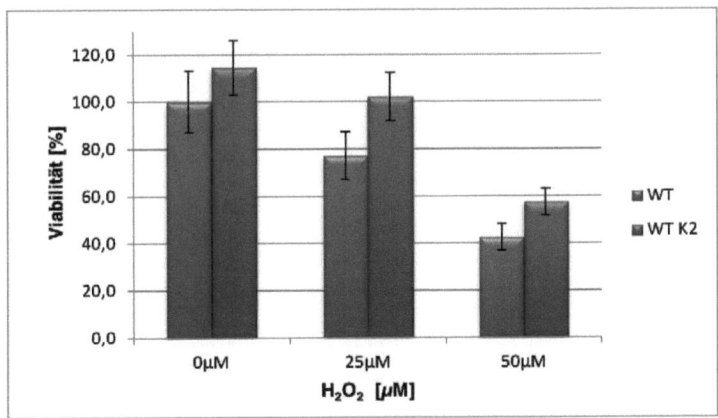

Abb 21: Einfluss von Menachinon auf die Zellviabilität Inkubation mit Wasserstoffperoxid. Viabilität entspricht dem prozentualen Verhältnis gegenüber der Kontrollkultur ohne Vitamin K2 und 0 µM Peroxidkonzentration.

4.3.4.2.3 Co-Enzym Q10

Im Rahmen der Viabilitätsmessung wurde Zellkulturen Q10 anstelle von Vitamin K in entsprechender Weise zugesetzt, um den Einfluss gegen oxidativen Stress zu untersuchen. Die Ergebnisse in AbbildungAbb 22 zeigen einen protektiven Effekt des Coenzyms Q10 auf die Viabilität gestresster Zellen. Ähnlich wie bei der Vitamin K-Substitution schützt Q10 die Zellen bei 25 µM Wasserstoffperoxid vor Schäden, die zu einer geringeren Viabilität führen, wie bei Zellen ohne Q10 zu erkennen ist.

Ergebnisse

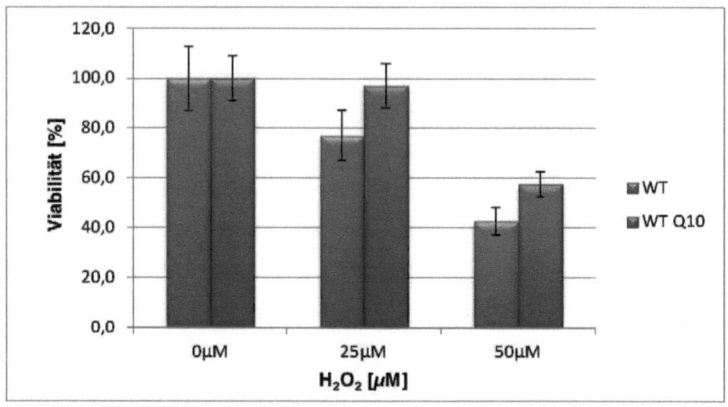

Abb 22: Einfluss von Coenzym Q10 auf die Zellviabilität Inkubation mit Wasserstoffperoxid. Viabilität entspricht dem prozentualen Verhältnis gegenüber der Kontrollkultur ohne Q10 und 0 µM Peroxidkonzentration.

4.3.4.3 Einfluss von VKORC1L1 auf die Viabilität

Um eine möglich Rolle der VKORC1L1 in Zusammenhang mit zellulärer Antioxidation zu untersuchen, wurde zunächst VKORC1L1 transient in HEK-Zellen überexprimiert. 24 Stunden nach der Transfektion wurden die Zellen zu je 20.000 in einzelne Kulturschalen verteilt und je nach Versuchsbeschreibung mit oder ohne Wasserstoffperoxid im Standardmedium für 18 Stunden inkubiert. In weiteren Ansätzen wurde die Expression und Proteinbiosynthese der VKORC1L1 durch das Einwirken von „small interference RNA" unterbunden.

4.3.4.3.1 Überexpression der VKORC1L1

AbbildungAbb 23 stellt die Zellviabilität in Prozent des Ausgangswerts bei verschiedenen Wasserstoffperoxidkonzentrationen dar. Untersucht wurden wild typ Zellen mit Kulturen, welche VKORC1L1 überexprimieren. Als Referenz wurde die wild typ Kultur ohne oxidativen Stress mit 100 % gleich gesetzt. Beim Vergleich zwischen transfizierten und normalen Zellen erkennt man bei allen Peroxidkonzentrationen eine höhere Zellviabilität in Kulturen, die VKORC1L1 überexprimieren. So sinkt beispielsweise die Viabilität der wild typ Zellen bei 25 µM H_2O_2 Exposition um 30 %, die der transfizierten Zellen jedoch nur um 7 %. Bei einer

Ergebnisse

Konzentration von 50µM H_2O_2 lag die Teilungsfähigkeit transfizierter Zellen mit 50 % gegenüber der wild typ Kulturen mit 40 % ebenfalls höher.

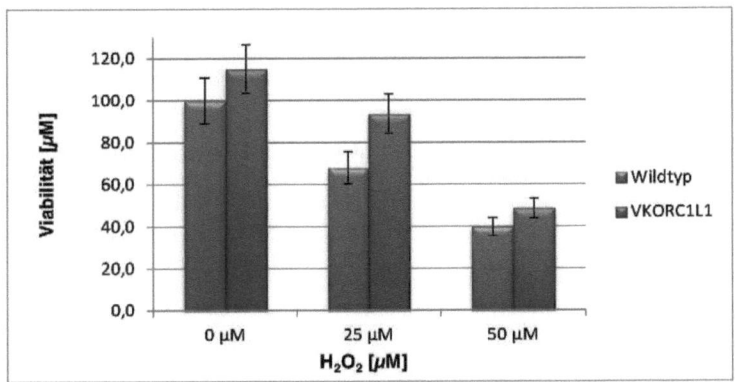

Abb 23: Messung der Viabilität in wild typ und VKORC1L1-überexprimierenden HEK Zellen. Transfektion mit Fugene HD 24 Stunden vor Stressinduktion mit Wasserstoffperoxid. Viabilität angegeben in % zu wild typ Zellen.

4.3.4.3.2 VKORC1L1 und Vitamin K1

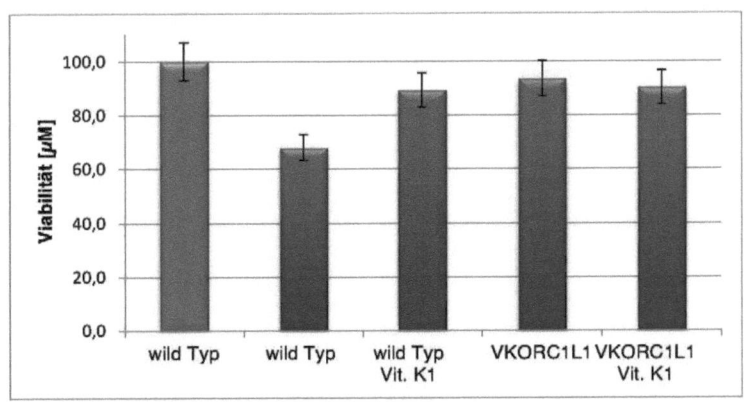

Abb 24: Einfluss von VKORC1L1 und Vitamin K1 auf die Viabilität Blau: unbehandelte Kontrolle; Rot: Inkubation mit 25 µM H_2O_2

In diesem Abschnitt wurden die Einflüsse von VKORC1L1 zusammen mit Vitamin K1 auf die Viabilität untersucht. Dafür wurde zum Einen VKORC1L1 in Zellen überexprimiert und dem Medium zusätzlich Vitamin K1 zugesetzt. Die Viabilität wurde nach Stressinduktion mit 25 µM Wasserstoffperoxid gemessen und mit wild typ Zellen verglichen. Die AbbildungAbb 24 stellt die Ergebnisse grafisch dar und zeigt in den ersten beiden Balken den Verlust der Viabilität (Abnahme um 30 %) in wild typ Zellen unter oxidativen Stress. Der dritte und vierte Balken zeigen die bereits untersuchten Einflüsse von Vitamin K1 (Balken 3) und der Überexpression von VKORC1L1. In beiden Fällen konnte eine Viabilitätsrate unter oxidativen Stress von 90 % erhalten bleiben. Im fünften Ansatz, der VKORC1L1 und Vitamin K1 vereint, verringerte sich die Viabilität auch um 10 % nach Peroxidinkubation.

4.3.4.3.3 Viabilitätsmessung nach VKORC1L1 knock-down

Die Erniedrigung der VKORC1L1 Expression und Proteinbiosynthese wurde mittels siRNA Transfektion induziert und 24 Stunden vor Aussaat der Kulturen für den eigentlichen Assay durchgeführt. Zusätzlich wurde in weiteren Ansätzen Vitamin K1 als Antioxidans der Kultur hinzugegeben. Die nachfolgende AbbildungAbb 25 zeigt die prozentualen Ergebnisse der Viabilitätsmessungen. Als 100 % Kontrolle (Balken 1) galt hier die Messung der Viabilität von gestressten (25 µM H_2O_2) Zellen mit VKORC1L1-Aktivität und Vitamin K1-Substitution (0,05 µM).

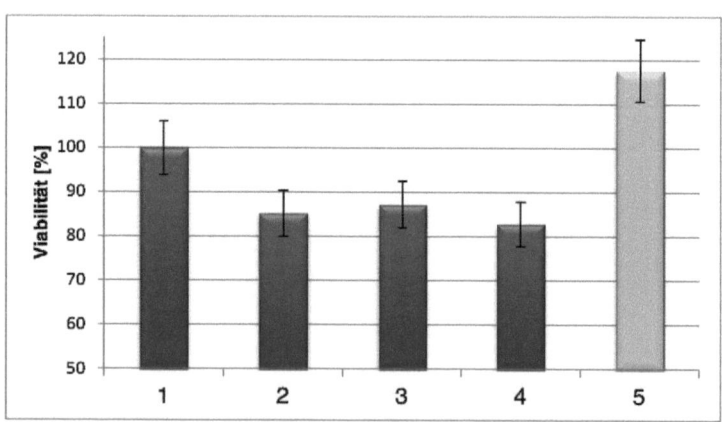

Abb 25 :Viabilitätsmessung nach knock down von VKORC1L1 und oxidativen Stress (rote Balken, 18h, 25µM H_2O_2). 1) H_2O_2, Vit. K1 und VKORC1L1 aktiv; 2) wie eins, aber ohne Vit. K1; 3) wie eins, aber VKORC1L1 inaktiv; 4) ohne Vit. K1, VKORC1L1 inaktiv; 5) wie eins, ohne oxidativen Stress.

Der gelbe Balken Nr. 5 stellt eine Positivkontrolle für die Wirkung von H_2O_2 im Vergleich zu Probe 1 dar und liegt wie erwartet 20 % höher als die vergleichbare Peroxid-behandelte Probe. In den Ansätzen 2, 3 oder 4 wurden die Zellen wie Probe 1 mit Wasserstoffperoxid inkubiert. Allerdings wurde bei Probe 2 und 3 jeweils eine Komponente (Probe 2: ohne Vitamin K1; Probe 3: VKORC1L1 inaktiv) verändert. In Ansatz 4 wurden beide Komponenten im Vergleich zu Ansatz 1 verändert (4: ohne Vitamin K1, VKORC1L1 inaktiv). Die Auswertung der Daten zeigte, dass das Fehlen der VKORC1L1-Aktivität oder von Vitamin K1 zu einer Verminderung der Viabilität um etwa 15 % nach Stressinduktion führte. Fehlten beide Komponenten, wie in Datengruppe 4, nahm die Viabilität um ca. 18 % ab.

4.3.5 ROS in Abhängigkeit von VKORC1L1 und Vitamin K

Um den Einfluss von Enzymen oder Antioxidantien auf die Konzentration freier Radikale in Zellen zu untersuchen, wurde durch die Zugabe von DMNQ in den Zellen eine ROS-Bildung induziert, welche anschließend über eine Periode von zwei Stunden mittels Fluoreszenzfarbstoff in Abstand von fünf Minuten in zehnfach Werten detektiert wurde. Zur Detektion der freien Radikale wurde H_2DCFDA verwendet. Grundsätzlich wurden 20.000 Zellen (HEK 293T) vor DNMQ-Zugabe und Messung der freien Radikale ausgesät und über Nacht unter Standardbedingungen kultiviert. Die folgenden Ergebnisse zeigen den Verlauf von drei parallelen Experimenten, die die Wirkung von DMNQ als Initiator der ROS-Generierung verdeutlichen.
Wie in Abbildung Abb 26 zu erkennen, ist die Bildung freier Radikalen zum Einen durch H_2DCFDA zu detektieren, gezeigt durch die negativ Kontrolle ohne Farbstoff (Rot), und zum Anderen durch die Zugabe von DMNQ in Zellen induzierbar (Blau). Der grüne Verlauf spiegelt das Vorkommen von ROS in unbehandelten Zellen wieder.

Ergebnisse

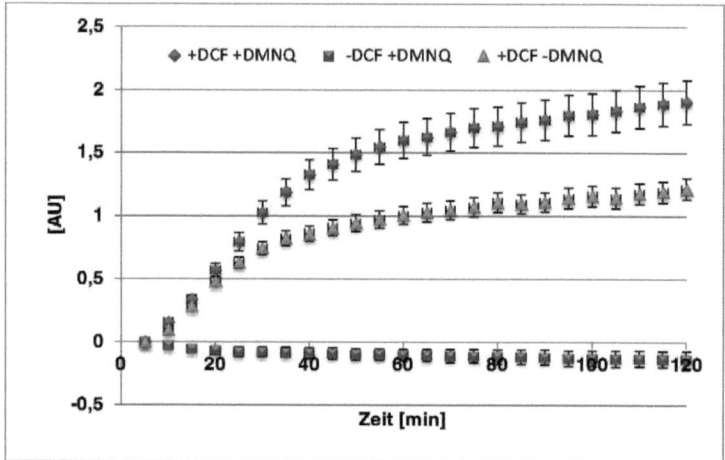

Abb 26: Detektion von freien Sauerstoffradikalen. ROS-Induktion durch DMNQ und Detektion der Fluoreszenz über H_2DCFDA (DCF). Roter Verlauf ohne Detektionsfarbstoff; Grün mit H_2DCFDA jedoch ohne DMNQ; Blau mit H_2DCFDA und mit DMNQ.

4.3.5.1 Einfluss verschiedener Antioxidantien auf die ROS-Bildung

4.3.5.1.1 Vitamin K1 und Vitamin K2

Analog zu den Viabilitätsmessungen aus Abschnitt 4.3.4.2, wurden die Zellen in diesen Ansätzen mit 0,05 µM Vitamin K1 oder Vitamin K2 vorinkubiert. Die anschließende Messung der Sauerstoffradikale nach DMNQ-Zugabe wird in AbbildungAbb 27 dargestellt. Der Verlauf und Anstieg der Radikale resultiert aus achtfach Messungen und ist jeweils in Prozent des Ausgangswerts angegeben. Als Kontrolle wurden Zellen anstelle eines Antioxidans mit DMSO, dem Lösungsmittel von Vitamin K1 bzw. Vitamin K2, vorinkubiert.

Die Messungen ergaben in Zellen mit Vitamin K1 oder Vitamin K2 eine Reduktion der Radikalbildung um 40 (Vitamin K1) bis 70 % (Vitamin K2) im Vergleich zur Kontrollmessung ohne Antioxidans.

Ergebnisse

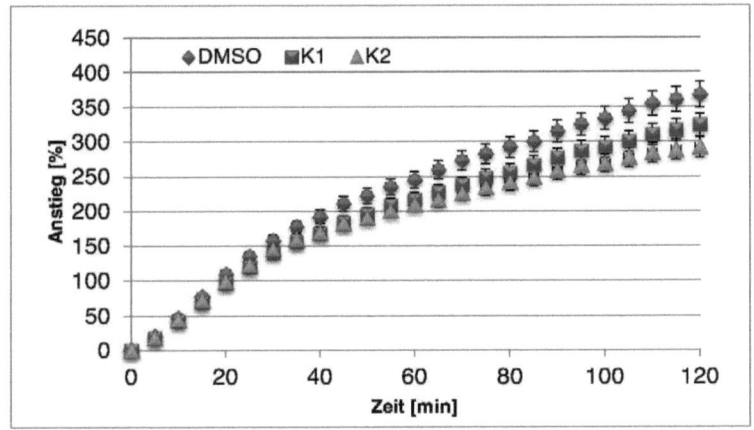

Abb 27: Detektion von freien Sauerstoffradikalen und der Einfluss von Vitamin K1 (rot) und Vitamin K2 (grün). Blau zeigt den Verlauf der ROS-Bildung ohne Antioxidans.

4.3.5.1.2 Coenzym Q10 und Vitamin E

Als weitere Antioxidantien wurden im nächsten Ansatz das Coenzym Q10 und ein wasserlösliches Vitamin E-Derivat (Trolox) eingesetzt, welche in gleicher Konzentration wie zuvor Vitamin K in der Zellkultur verwendet wurden. Abbildung Abb 28 stellt die Ergebnisse der Messungen neben den Ergebnissen der Messung mit Vitamin K kombiniert dar.

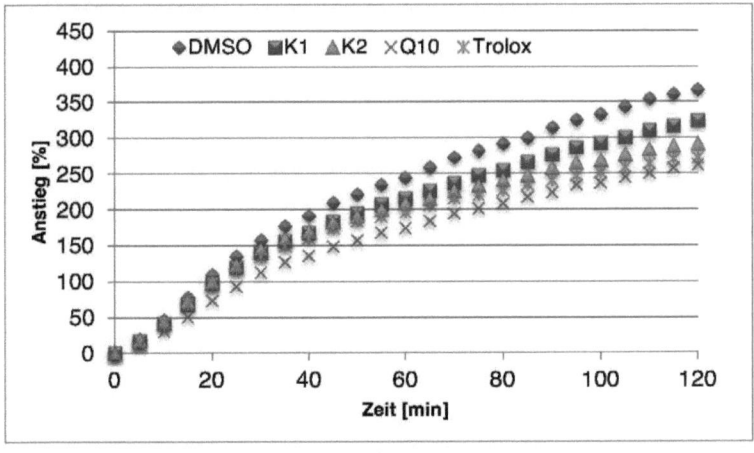

Abb 28: Detektion von freien Sauerstoffradikalen und der Einfluss von Coenzym Q10 (violett) und Vitamin E (hellblau). Zum Vergleich: Kontrolle (blau), K1 (rot) und K2 (grün)

Ergebnisse

Betrachtet man in Abbildung Abb 28 den Verlauf der ROS-Bildung in Zellen mit Co-Enzym Q10 bzw. Trolox, werden in diesen Zellen im Vergleich zur Kontrolle 90 % weniger Radikale gebildet. Auch liegt der Einfluss von Co-Enzym Q10 und Trolox auf die direkte Bildung von Sauerstoffradikalen im Vergleich unter dem Niveau von Vitamin K1 und Vitamin K2.

4.3.5.2 Einfluss von VKORC1L1 und VKORC1 auf ROS-Bildung

4.3.5.2.1 Überexpression von VKORC1L1

Um einen möglichen Effekt der VKORC1L1 auf die Bildung von freien Sauerstoffradikalen zu untersuchen, wurde in HEK-Zellen VKORC1L1 überexprimiert. Die Messung der Radikale erfolgt wie beschrieben mit H_2DCFDA nach ROS-Induktion durch DMNQ.

Vergleicht man die ROS-Bildung in Zellen mit VKORC1L1 Überexpression (blau) mit wild typ Zellen (grün), so erkennt man in Abbildung Abb 29 einen durchgehend schwächeren prozentualen Anstieg an freien Sauerstoffradikalen in Zellen, die zuvor mit VKORC1L1 transfiziert wurden. Der Anstieg lag nach 120 Minuten circa 33 % unter der einer vergleichbaren Kontrolle.

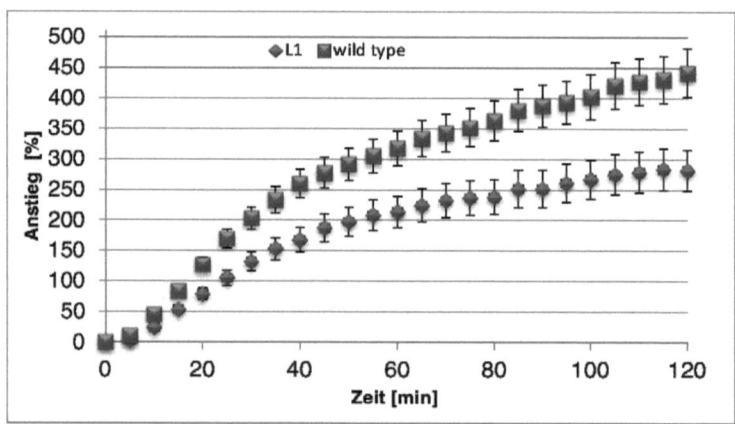

Abb 29: Detektion von freien Sauerstoffradikalen und der Einfluss von VKORC1L1 (blau). Parallel wurde die Radikalbildung in wild typ Zellen gemessen.

Ergebnisse

4.3.5.2.2 Überexpression von VKORC1

Analog zur Überexpression von VKORC1L1 wurde auch der Einfluss von VKORC1 in Bezug auf die Bildung von freien Radikalen untersucht. In Abbildung Abb *30* ist der prozentuale Verlauf der ROS-Generierung dargestellt.

Die Überexpression von VKORC1 in Zellen zeigte einen ähnlichen Einfluss wie von VKORC1L1. Auch bei der VKORC1 lag die Bildung von freien Radikalen bei einem Anstieg von 40 % niedriger als bei den Kontrollmessungen, die einen durchschnittlichen Anstieg von knapp 500 % aufwiesen.

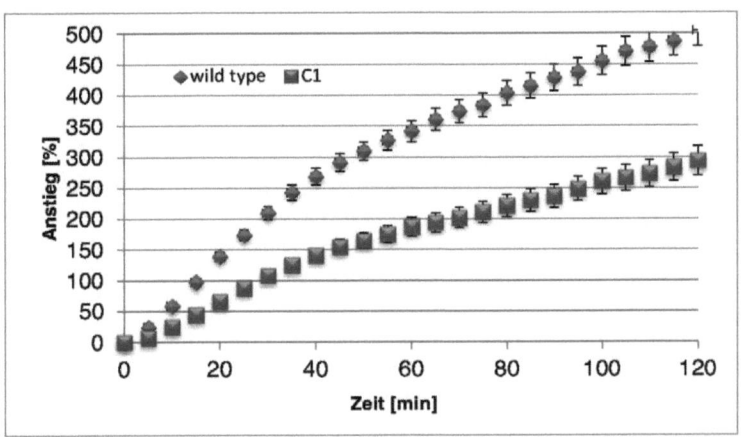

Abb 30: Detektion von freien Sauerstoffradikalen und der Einfluss von VKORC1 (rot) auf deren Bildung. Parallel wurde die ROS-Bildung in wild typ Zellen (blau) gemessen.

4.3.5.2.3 ROS-Bildung nach VKORC1L1 knock down durch siRNA

Eine gezielte Erniedrigung der VKORC1L1-Aktivität durch siRNA-Behandlung und deren Einfluss auf die ROS-Generierung wurde in diesem Abschnitt untersucht.

In Abbildung*Abb 31* sind die Ergebnisse zusammenfassend dargestellt. Dabei wurde in den siRNA-Proben (rot) eine höhere Bildung von Radikalen detektiert. Im Vergleich zu siRNA behandelten Zellen lag das Vorkommen von Radikalen in wild typ Zellen (grün) 50 %-Punkte und in VKORC1L1-Zellen (blau) über 200 % niedriger.

Ergebnisse

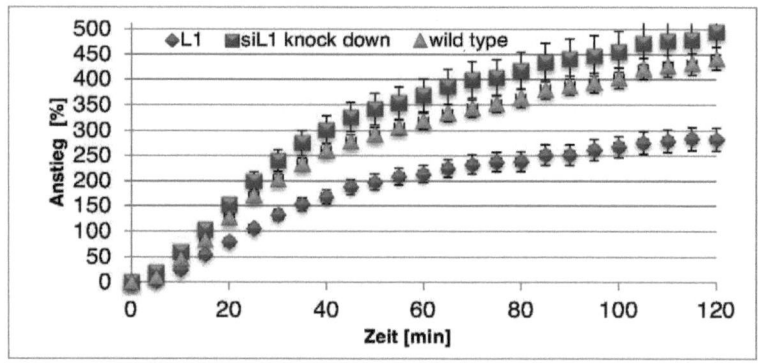

Abb 31: Detektion von freien Sauerstoffradikalen nach VKORC1L1 knock down (rot). Parallel wurde die Radikalbildung in wild typ Zellen (grün) und VKORC1L1 überexprimierenden Zellen (blau) gemessen.

4.3.5.2.4 ROS-Bildung nach Hemmung der VKOR durch Warfarin

Um den Einfluss von Warfarin auf die ROS-Bildung zu untersuchen, wurden wild typ Zellen vor der ROS-Messung vier Stunden mit Warfarin vorinkubiert. Warfarin inhibiert dabei die VKOR-Aktivität. Die Ergebnisse der anschließenden Detektion der gebildeten Radikale sind in der folgenden Abbildung Abb 32 dargestellt. Zusätzlich sind zum Vergleich die Verläufe der ROS-Generierung mit Antioxidantien und der Kontrolle (DMSO) aufgeführt.

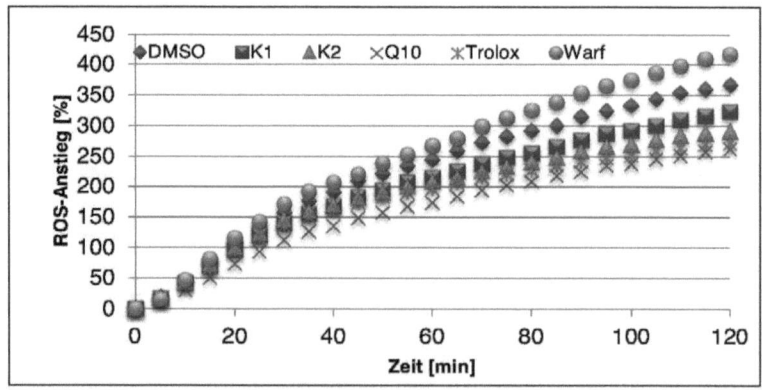

Abb 32: Detektion von freien Sauerstoffradikalen nach Inhibition der VKOR-Aktivität durch Warfarin[0,75 µM] (gelbe Punkte). Parallel wurde die Radikalbildung in wild typ Zellen (blau) und Zellen mit unterschiedlichen Antioxidantien gemessen.

Ergebnisse

Anhand der Verläufe kann man erkennen, dass der Einfluss von Warfarin als Inhibitor der VKOR eine Auswirkung auf die Bildung freier Radikale hat. Mit zunehmender Dauer der Messperiode stieg der prozentuale Anteil an Sauerstoffradikalen nach Warfarininkubation stärker an als im Kontrollansatz. Am Endpunkt der Detektion nach 120 Minuten lag die Radikalbildung bei Warfarin behandelten Zellen um 60 % höher als in der Kontrolle.

4.3.5.3 Zusammenwirken von VKORC1L1 mit Antioxidantien gegen freie Radikale

4.3.5.3.1 Vitamin K1 und K2

Vergleichend zu den Ansätzen in wild typ Zellen (vgl. Abschnitt 4.3.4.3.2.) wurde hier VKORC1L1-transfisizierten Zellen Vitamin K1 bzw. K2 in einer Konzentration von 1µM zugesetzt und vor der Messung vier Stunden vorinkubiert. In Abbildung Abb 33 ist eine Reduktion der ROS-Bildung um 80 % bei beiden Vitamin K Derivaten (rot: K1, grün: K2) gegenüber der Kontrolle (blau) zu sehen. Die Reduktion der Radikalbildung durch Vitamin K1 oder Vitamin K2 wurde somit in Zellen durch eine erhöhte VKORC1L1-Aktivität im Vergleich zur Reduktion in wild typ Zellen (vgl. 4.3.5.1) erhöht.

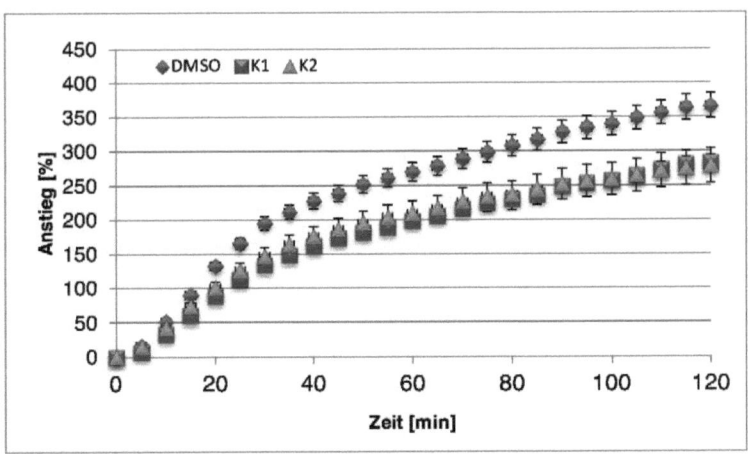

Abb 33: Detektion von freien Sauerstoffradikalen nach VKORC1L1-Überexpression und Zusatz von Vit.K1 (rot) oder Vit.K2 (grün). Parallel wurde die Radikalbildung in transfizierten VKORC1L1-Zellen (blau) ohne Antioxidans als Kontrolle gemessen.

Ergebnisse

4.3.5.3.2 Co-Enzym Q10 und Vitamin E

Analog wurde in weiteren Ansätzen Q10 bzw. Vitamin E in gleicher Weise der Zellkultur zugesetzt, vorinkubiert und die entsprechende Detektion der Radikalbildung durchgeführt. Abbildung Abb 34 stellt den prozentualen Anstieg der ROS-Generierung dar. Zum Vergleich sind auch die Daten von Vitamin K1 und Vitamin K2 in der Grafik aufgenommen.

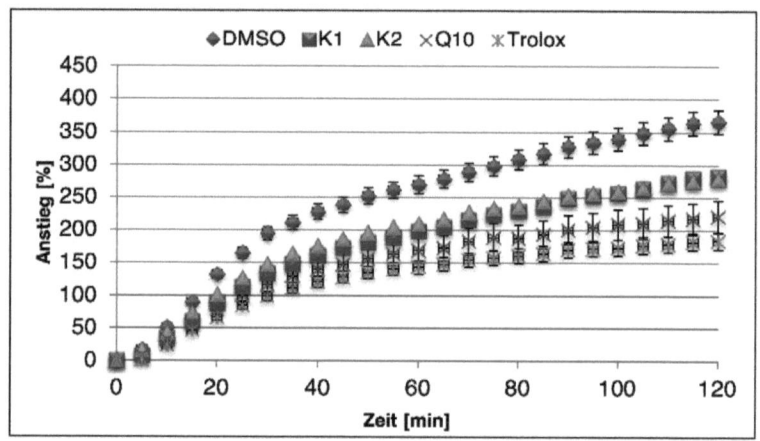

Abb 34: Detektion von freien Sauerstoffradikalen nach VKORC1L1-Überexpression und Zusatz von Q10 (violett) oder Trolox (hellblau). Parallel wurde die Radikalbildung in transfizierten VKORC1L1-Zellen (blau) ohne Antioxidans als Kontrolle gemessen.

Auch in diesen Ansätzen zeigte sich eine Erhöhung der protektiven Eigenschaften von sowohl Co-Enzym Q10 als auch Vitamin E in Zellen, die eine gesteigerte VKORC1L1-Aktivität besaßen. So konnte in transfizierten VKORC1L1-Zellen eine Reduktion der ROS-Konzentration um 140 % bei Co-Enzym Q10 und 180 % bei Vitamin E detektiert werden.

4.3.5.4 Antioxidantien und VKORC1L1 knock down

In weiteren Versuchsansätzen wurde in Zellen mit erniedrigter VKORC1L1-Aktivität der Einfluss von Antioxidantien auf ROS-Bildung hin untersucht. Alle Zellen wurden

Ergebnisse

dafür einen Tag zuvor mit siRNA behandelt, um die VKORC1L1-Konzentration in der Zelle zu senken. Weiter wurden alle Ansätze wie bereits beschrieben mit den jeweiligen Antioxidantien vorinkubiert. Als Kontrolle wurden auch siRNA behandelte Zellen verwendet, jedoch ohne Antioxidans als Zusatz. In der folgenden Abbildung Abb 35 sind die Messdaten in % Anstieg zum Ausgangswert dargestellt. Dabei fällt als Erstes der generell hohe Anstieg an ROS bis zu 600 % auf. Des Weiteren sind die protektiven Effekte aller Antioxidantien deutlich reduziert, so dass eine Radikalbildung durch die Antioxidantien nicht verhindert werden konnte.

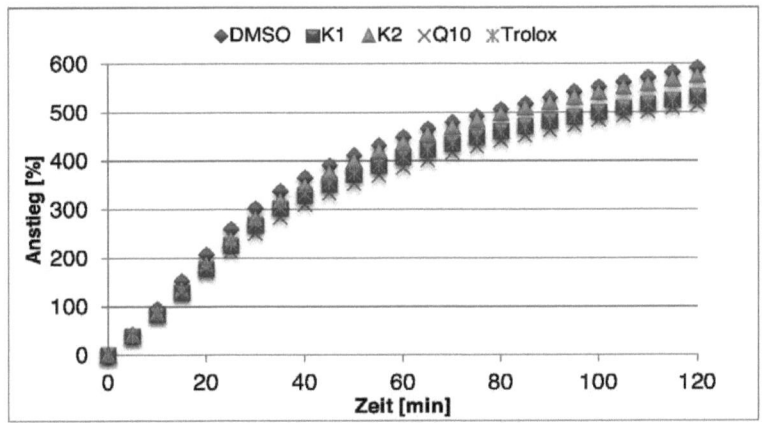

Abb 35: Detektion von freien Sauerstoffradikalen nach VKORC1L1-knock down und Zusatz von Co-Enzym Q10 (violett), Trolox (hellblau), Vit.K1 (rot), oder Vit.K2 (grün). Parallel wurde die Radikalbildung in Kontrollzellen (blau) ohne Antioxidans gemessen.

4.3.6 Quantitative Messung von Carbonylgruppen

In diesem Abschnitt der Arbeit wurde die intrazelluläre Konzentration der Carbonylgruppen von Proteinen mittels ELISA-Assays in Abhängigkeit von der VKORC1L1 und VKORC1-Aktivität und Vitamin K1 untersucht. Carbonylgruppen können durch oxidative Schädigungen an Proteinen entstehen und sind ein Biomarker für oxidativen Stress.

Die im ELISA-Assay gemessene Absorption ist dabei linear abhängig von der Carbonylgruppenkonzentration und in Abbildung Abb 36 dargestellt.

Ergebnisse

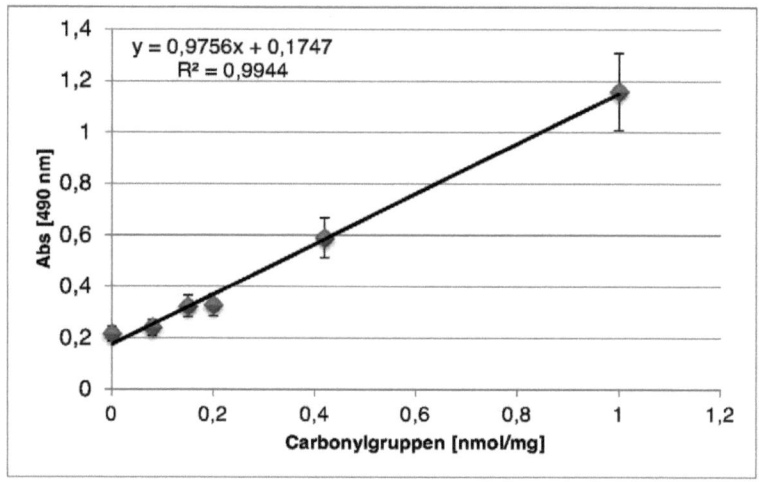

Abb 36: Linearität der Messung von Carbonylgruppen mit Standardproben. ELISA-Durchführung nach Herstellerangaben und Messung der Absorption bei 490 nm.

4.3.6.1 Einfluss von VKORC1L1 und VKORC1 auf die intrazelluläre Protein-Peroxidation

Um den Einfluss der VKOR auf oxidative Schädigungen von Proteinen zu untersuchen, wurden transfizierte Zellen (VKORC1L1 oder VKORC1) 48 Stunden nach Transfektion homogenisiert und der Proteinextrakt zur ELISA-Messung eingesetzt. Zusätzlich erfolgte in weiteren Kulturen ein spezifischer knock down der VKORC1L1 oder der VKORC1 mittels siRNA-Behandlung.

Abbildung Abb 37 stellt die quantitative Bestimmung der Carbonylgruppen je Probe in nmol pro mg Protein dar. Die Ergebnisse zeigen eine signifikante Reduktion der Carbonylgruppenkonzentration um 40 % in Zellen, die VKORC1L1 überexprimierten. Des Weiteren konnte eine leichte Erhöhung der Carbonylgruppenkonzentration in Zellen beobachtet werden, die zuvor mit siRNA gegen VKORC1L1 oder VKORC1 behandelt wurden. Zellen, die VKORC1 überexprimierten, zeigten im Vergleich mit VKORC1L1 eine höhere Konzentration an Carbonylgruppen.

Ergebnisse

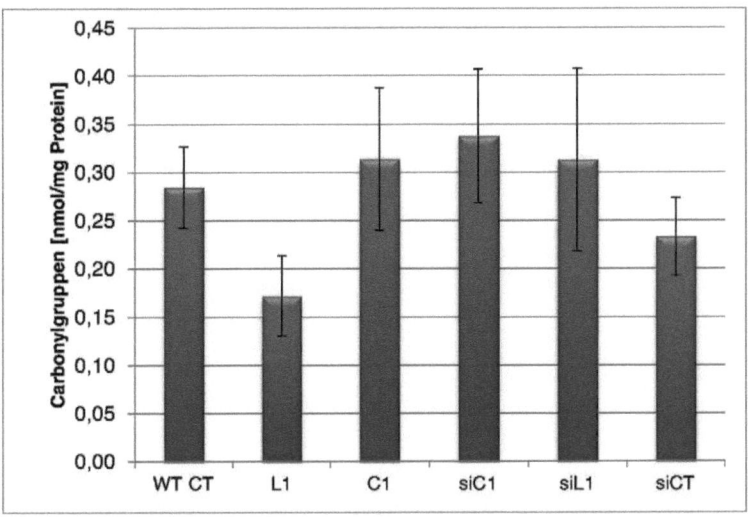

Abb 37: Quantitative der Messung von Carbonylgruppen in Zellextrakten bei 490 nm Absorption nach ELISA-Assay. Quantifizierung über Standardgerade mit definierten Mengen an Carbonylgruppen. Überexpression und siRNA-Behandlung 48 Stunden vor Proteinextraktion. WT CT: Kontrolle zur Überexpression von L1 (VKORC1L1) und C1 (VKORC1). siCT: Kontrolle zu siC1 (siRNA gegen VKORC1) und siL1 (siRNA gegen VKORC1L1).Fehlerbalken gleich der Standardabweichung.

4.3.6.2 Einfluss von Vitamin K1 auf die intrazelluläre Protein-Peroxidation

Zusätzlich zum Einfluss der VKOR-Aktivität auf die Konzentration von Carbonylgruppen in Zellen wurde in diesem Versuchsabschnitt der Einfluss von Phyllochinon untersucht. Das Vitamin K1 wurde dafür 48 Stunden vor dem ELISA-Assay dem Medium in einer Konzentration von 1µM den Zellenkulturen zugesetzt. Abbildung Abb 38 zeigt die quantitative Auswertung der Messung. Ein direkter Einfluss ist zwischen der wild typ Kontrolle ohne Vitamin K und der Kontrolle mit Vitamin K zu erkennen, jedoch nicht signifikant. Erst die Überexpression von VKORC1L1 lässt die Konzentration von Carbonylgruppen stark sinken. So reduziert sich die Konzentration um über 70 % im Vergleich zur Kontrolle ohne VKORC1L1-Überexpression und ohne Vitamin K. Alle weiteren Daten zeigten lediglich Tendenzen, ergaben aber keine statistisch signifikanten Ergebnisse.

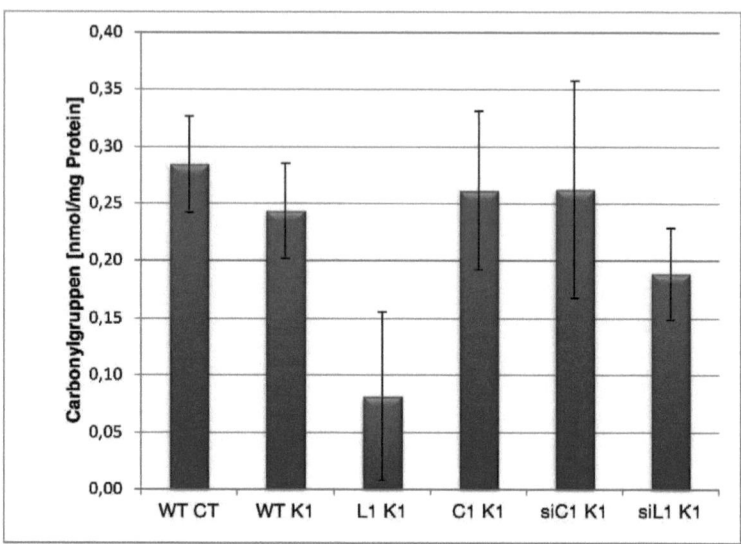

Abb 38: Quantitative der Messung von Carbonylgruppen in Zellextrakten. Quantifizierung über Standardgerade mit definierten Mengen an Carbonylgruppen. ELISA Durchführung nach Herstellerangaben und Messung der Absorption bei 490 nm. Überexpression und siRNA-Behandlung 48 Stunden vor Proteinextraktion. Vitamin K1-Konzentration 1µM für 48 Stunden. Fehlerbalken entsprechen der Standardabweichung.

5 Diskussion

Molekularer Sauerstoff ist für irdisches Leben unverzichtbar, da Sauerstoff den meisten Organismen als primärer Elektronenakzeptor dient und so fundamentale Stoffwechselvorgänge in Zellen aufrecht erhält. Photobiologische Effekte, aerobe Stoffwechselvorgänge, körpereigene Abwehrprozesse und exogene Noxen führen dabei auch zur Bildung von reaktiven Sauerstoffspezies (ROS) im Organismus und spielen eine wichtige Rolle bei der Entstehung von oxidativem Stress [4]. Von oxidativem Stress spricht man, wenn sich das intrazelluläre Gleichgewicht der Redox-Homöostase zu Gunsten oxidativer Prozesse verschiebt. Dieses Ungleichgewicht kann durch Akkumulation von freien Sauerstoffradikalen in der Zelle entstehen, welches zum Einen auf einer erhöhten Bildung freier Radikale oder zum Anderen auf einem Verminderten Abbau der Sauerstoffradikale durch zelluläre Schutzmechanismen beruhen kann. Freie Sauerstoffradikale entstehen als Stoffwechselnebenprodukt in allen aerob wachsenden Organismen und sind unter physiologischen Bedingungen ein natürlicher Vorgang [19]. Neben wichtigen Funktionen als Botenstoff in der intrazellulären Signalübertragung werden freie Sauerstoffradikale auf Grund ihrer hohen Reaktivität und oxidativen Eigenschaften jedoch auch in enge Verbindung mit der Schädigung von Lipiden, Proteinen und der DNA gebracht [14, 21, 115, 116]. Daher stehen der Regulierung der ROS-Konzentration in Zellen verschiedene antioxidative Mechanismen entgegen, die als Gegenspieler der freien Radikale für ein ausgeglichenes Verhältnis im zellulären Redox-Status sorgen [14]. Auf der einen Seite geschieht die Elimination toxischer Sauerstoffradikale über niedermolekulare Substanzen, so genannte Radikalfänger, die eine direkte Verbindung mit freien Sauerstoffradikalen eingehen können und diese so unschädlich machen [29]. Beispiele solcher Antioxidantien sind Vitamin A, Vitamin C, Vitamin E oder auch Harnsäure und Glutathion [117]. Auf der anderen Seite besitzen Zellen enzymatische Mechanismen, um freie Sauerstoffradikale abzubauen oder deren Bildung zu reduzieren. Antioxidativ protektiv wirksame Enzyme sind in diesem Zusammenhang z.B. die Katalase, die Superoxiddismutase oder die Glutathionperoxidase. Auch Vitamin K besitzt antioxidative Eigenschaften und spielt somit eine Rolle im zellulären Schutz vor oxidativem Stress [65, 67]. Bereits 1997 beschrieben Vervoort et al. eine protektive Wirkung gegenüber

Diskussion

Sauerstoffradikale durch eine Vitamin K-Oxidreduktase in Verbindung mit Vitamin K als Substrat [66]. Vervoort et al. führten die antioxidativen Eigenschaften des Vitamin K auf gebildetes Vitamin K-Hydrochinon durch die VKOR zurück. Diese Eigenschaft des Hydrochinons wurde zuvor von Mukai et al. durch Untersuchungen der antioxidativen Kapazität im Vergleich zum Ubichinol als wirksamer eingestuft [68].

Oxidativer Stress und die Generierung von reaktiven Sauerstoffspezies wird seit einigen Jahren auf Grund von zellschädigenden Eigenschaften in engem Zusammenhang mit der Entstehung von verschiedenen neurodegenerativen Erkrankungen wie Morbus Parkinson und Morbus Alzheimer aber auch mit der Pathogenese weiterer Erkrankungen wie z.B. Diabetes, Rheuma oder amyotrophe Lateralesklerose gebracht [3-5].

Basierend auf den publizierten antioxidativen Eigenschaften des Vitamin K und auf dem Hintergrund, dass die VKORC1L1 kein redundantes Isoenzym der VKORC1 in Verbindung mit der Blutgerinnung darstellt, stellten wir die Hypothese auf, dass die VKORC1L1 eine Funktion in der zellulären Abwehr von oxidativem Stress übernimmt.

5.1 Zelluläre Lokalisation von VKORC1L1

Die Lokalisation eines Enzyms ist für die Charakterisierung funktioneller Zusammenhänge im zellulären Metabolismus von zentraler Bedeutung. Ziel war es, durch die intrazelluläre Lokalisation den spezifischen Wirkungsort der VKORC1L1 zu ermitteln, um damit neue Erkenntnisse über Eigenschaft und Funktion der VKORC1L1 zu gewinnen. Über elektronische Hydropathie-Analysen der VKORC1L1-Aminosäurensequenz zeigte sich, dass die VKORC1L1 stark hydrophobe Bereiche aufweist und aller Wahrscheinlichkeit nach ein Membranprotein mit drei oder vier Transmembrandomänen ist. Weitere elektronische Untersuchungen auf spezifische Leitsequenzen, die die Proteinlokalisation in Zellen beeinflussen, blieben ohne eindeutige Ergebnisse, so dass eine Lokalisation in allen zellulären Membranen denkbar war. Als mögliche Expressionsorte wurden aus diesem Grund das Endoplasmatische Retikulum, Mitochondrien, Peroxisomen und die Zellmembran untersucht.

Diskussion

Da keine spezifisch bindende Antikörper gegen VKORC1L1 existieren, wurde das humane VKORC1L1-Protein durch c-terminale Verknüpfung der VKORC1L1-cDNA-Sequenz mit der eGFP-Sequenz fluoreszenzmarkiert und konnte nach Transfektion und Expression in PTK-Zellen durch Konfokalmikroskopie visualisiert werden. PTK-Zellen sind Ratten-Känguru-Endothelzellen und weisen ein sehr flaches und breites Wachstum auf, weshalb sie sich für die Mikroskopie zur Proteinlokalisierung besonders eignen [118]. Die Co-Expression zusammen mit kommerziellen fluoreszenzmarkierten Proteinen für unterschiedliche subzelluläre Kompartimente diente in diesen Ansätzen als Lokalisationskontrolle [119]. Als weitere Kontrolle wurde das eGFP-Protein als solches in Zellen exprimiert, um dessen native zytoplasmatische Lokalisation zu belegen [119]. Die im Rahmen dieser Arbeit angefertigten Aufnahmen zeigen eine eindeutige Lokalisierung der VKORC1L1 im Endoplasmatischen Retikulum. Sowohl die Bilder des pDsRed2-ER als auch die des VKORC1L1-eGFP-Konstukts zeigten nach Expression die charakteristischen membranären Strukturen des ER, welches über die Hälfte der zellulären Membranen eukaryotischer Zellen ausmacht [120]. Die elektronische Überlagerung der getrennt aufgenommenen Bilder belegt anschließend die Co-Lokalisation im Endoplasmatischen Retikulum. Lokalisierungen in mitochondrialen Membranstrukturen oder der Membran von Peroxisomen konnten mit unseren Aufnahmen ausgeschlossen werden. Auch die Co-Expression mit fluoreszenzmarkierten Zellmembranproteinen ergab keine Übereinstimmung des Expressionsortes.

Die Lokalisation der VKORC1L1 im Endoplasmatischen Retikulum, demselben subzellulären Kompartiment der VKORC1, ist auf den ersten Blick nicht überraschend, wenn man die enge evolutionäre Verwandtschaft der beiden Isoenzyme berücksichtigt [71, 93]. Trotz der gleichen Lokalisation kann die essentielle Funktion der VKORC1, welche in der Bereitstellung von Vitamin-K-Hydrochinon als Substrat der γ-Carboxylase für die prosttranslationale Modifikation von Blutgerinnungsfaktoren liegt [63, 87], jedoch nicht von der VKORC1L1 bei einem Defekt der VKORC1 ausgeglichen werden. So weisen Patienten, die an „vitamin K dependent clotting factor deficiency 2" (VKCFD2) erkrankt sind, eine Aktivitätsverminderung aller Vitamin K-abhängiger Gerinnungsfaktoren auf, die in einen mutationsbedingten Funktionsverlust der VKORC1 begründet ist [63]. Die in diesen Patienten intakte VKORC1L1 reduziert zwar auch Vitamin K-Chinon weiterhin

Diskussion

zum Hydrochinon allerdings ohne Einfluss auf die γ-Carboxylierung Vitamin K-abhängiger Proteine. Zusammenhängend damit beeinflusst die VKORC1L1 auch nicht die Warfarindosis zur Inhibition der VKORC1 im Rahmen der oralen Antikoagulation, obwohl sie auch durch Warfarin hemmbar ist [121]. Demnach besteht offenbar keine Verbindung zwischen der Funktion der VKORC1L1, der γ-Carboxylierung von Gerinnungsfaktoren und somit der oralen Anitkoagulationstherapie.

Neben der posttranslationalen Modifikation von Proteinen, wie z.B. die γ-Carboxylierung von Gerinnungsfaktoren durch die GGCX, findet auch die Proteinfaltung im Endoplasmatischen Retikulum statt, welche eng mit einer Übertragung von Elektronen über Redoxsysteme verbunden ist. Protein-Disulfid-Isomerasen (PDI) fungieren im Rahmen der oxidativen Proteinfaltung als Elektronenakzeptor und während ihrer Reoxidation wahrscheinlich auch als Elektronendonor für die VKOR [84]. Eine mögliche Funktion der VKORC1L1 in Verbindung mit der oxidativen Faltung von Proteinen und der PDI wird zusammen mit dem Schutz vor Protein-Peroxidation in Abschnitt 5.3.5 näher diskutiert.

Dass die VKORC1L1 eine Rolle in der zellulären Antioxidation übernimmt und so die Zelle vor Schädigungen durch freie Radikale schützt, würde sich auch mit der Lokalisation der VKORC1L1 im ER erklären lassen. Da freie Sauerstoffradikale immer wieder als Nebenprodukt im zellulären Metabolismus anfallen, besitzen Organismen verschiedene intrazelluläre Abwehrstrategien gegen die aggressiven Radikale und die Entstehung von oxidativem Stress [14]. Im Endoplasmatischen Retikulum finden eine Vielzahl von Redoxreaktionen im Zuge der Proteinfaltung statt, wodurch die Bildung von freien Radikalen als Nebenprodukt begünstigt wird und zu oxidativen Schäden an Proteinen oder Lipiden führen kann. Um diesen Schädigungen vorzubeugen, spielen fettlösliche Antioxidantien in Membranen eine essentielle Rolle. Die antioxidativen Eigenschaften niedermolekularer Substanzen wie z.B. Vitamin E oder Co-Enzym Q10 beruhen auf der Fähigkeit mit freien Sauerstoffradikalen zu reagieren und diese unschädlich zu machen. Die nicht enzymatische Abwehr von ROS durch Antioxidantien ist ein basaler Schutzmechanismus gegen oxidative Schäden, der in allen lebenden Organismen vorkommt, die im Zuge des Zellstoffwechsels reaktive Sauerstoffradikale bilden.

Das Vorkommen von Vitamin K in Membranen gehört auch zu diesem beschriebenen Abwehrmechanismus. In Pflanzen konzentriert sich das endogen synthetisierte

Diskussion

Phyllochinon (Vitamin K1) zu einem hohen Anteil in der Thylakoidmembran, wo es eine entscheidende Funktion der Elektronenübertragung im Fotosystem I der Fotosynthesereaktion übernimmt [57]. Da in pflanzlichen Zellen keine GGCX exprimiert wird, findet folgerichtig auch keine γ-Carboxylierung statt. Daher besitzt die vorhandene VKOR in Pflanzen offensichtlich eine andere Aufgabe, als die bekannte Funktion der VKORC1 im Vitamin K-Zyklus und der posttranslationalen Modifikation von Proteinen. So könnte für Vitamin K in der Thylakoidmembran auch eine Schutzfunktion vor oxidativen Schädigungen durch Sauerstoffradikalen, die während der Fotosynthese entstehen, in Betracht gezogen werden. Vorhersageprogramme geben für die Lokalisation der pflanzlichen VKOR die Thylakoidmembran als Kompartiment an, wo die VKOR mit ihrer wahrscheinlich ursprünglichen Funktion in der zellulären Antioxidation wirksam sein könnte.

Vergleichbare antioxidative Eigenschaften von Vitamin K konnten anhand einer Reduktion der durch Sauerstoffradikale verursachten Lipidperoxidation in Lebermikrosomen gezeigt werden [66]. Die reduzierten Membranschädigung durch oxidative Modifikation erfolgt nach Vervoort et al. auch mit Beteiligung der VKOR und Vitamin K1, wobei die Koexistenz der VKORC1 und VKORC1L1 erst später im Jahr 2004 identifiziert wurde [71].

5.2 Charakterisierung der enzymologischen Konstanten der VKORC1L1

Durch die bereits beschriebene Reduktion von Vitamin K1- und K2-Epoxid durch die VKOR kamen mindestens diese beiden Chinone als Substrate der VKORC1L1 in Betracht [65, 66]. Unsere Ergebnisse zur zellulären Funktion der VKORC1L1 lassen jedoch auch vermuten, dass weitere Substanzen mit chinoider Struktur und Ähnlichkeiten zum Vitamin K als mögliche Substrate in Frage kommen könnten.

Um grundlegende Erkenntnisse bezüglich der charakteristischen Konstanten K_M und V_{MAX} von VKORC1L1 in Kombination mit Vitamin K zu gewinnen, wurden im Rahmen dieser Arbeit Kinetiken sowohl mit Vitamin K1-Epoxid als auch Vitamin K2-Epoxid als Substrat durchgeführt. Mittels chromatographischer Auftrennung und Quantifizierung der Substrate, Vitamin K1-Epoxid und Vitamin K2-Epoxid, bzw. der entsprechenden Chinon-Produkte wurde die Enzymaktivität über die jeweilige Reduktion vom Epoxid zum Chinon durch die VKORC1L1 charakterisiert.

Diskussion

Für die Charakterisierung wurde in HEK 293T-Zellen VKORC1L1 überexprimiert und anschließend die Aktivität im Zellhomogenat in einem *in vitro* Assay mit zehn verschiedenen Substratkonzentrationen an Vitamin K1-Epoxid oder Vitamin K2-Epoxid gemessen. Die quantitative Auftrennung der einzelnen Substanzen erfolgte mittels HPLC-RP$_{18}$ und die Analyse mittels DAD-Detektion bei 254nm als Absorptionsmaximum [64].

Nach Berechnung der enzymologischen Konstanten K_M und V_{MAX} konnte so ein Eindruck über die Reaktionsgeschwindigkeit und die Affinität der Substrate mit der VKORC1L1 gewonnen werden. Bei Vergleich der beiden Substrate und ihrer Konstanten zeigt sich deutlich, dass Vitamin K1-Epoxid mit einem K_M-Wert von 4,79 eine dreifach so hohe Affinität zur VKORC1L1 aufweist wie Vitamin K2-Epoxid (K_M-Wert: 13,9). Dies bedeutet, dass die Maximalgeschwindigkeit mit Vitamin K1-Epoxid auf Grund der höheren Bindungsaffinität schneller erreicht wird und beim Vorhandensein von beiden Substraten Vitamin K1-Epoxid bevorzugt durch die VKORC1L1 zum Chinon reduziert werden würde. Interessanterweise liegt die Maximalgeschwindigkeit bei der Reaktion von Vitamin K2-Epoxid (V_{MAX}: 2,95) sechsmal höher als die vergleichbare V_{MAX} beim Umsatz von Vitamin K1-Epoxid (V_{MAX}: 0,52) zum Chinon. Bei Berechnung der enzymologischen Konstanten ist jedoch anzumerken, dass durch die Bildung des Chinons die VKOR-Aktivität auf Grund einer Produktinhibition reduziert wird und die errechneten Konstanten dadurch eine auf diesen Versuchsansatz begrenzte Aussage haben [122]. Mit unserer Ermittlung der enzymologischen Konstanten kann aber festgehalten werden, dass Vitamin K1 zwar eine höhere Affinität gegenüber der VKORC1L1 aufweist, Vitamin K2 aber schneller durch die VKORC1L1 umgesetzt wird. Eine Aussage über das „bessere" Substrat für die VKORC1L1 kann man an diesem Punkt nicht treffen. Für die Berechnung der tatsächlichen katalytischen Effizienz wäre hier der Einsatz einer definierten Enzymmenge nötig. Zusätzlich würde das Entfernen des gebildeten Chinons aus der Reaktion wichtig sein, um die enzymologischen Konstanten nicht durch eine Produktinhibition zu maskieren. Bisher ist es jedoch keiner Arbeitsgruppe gelungen die VKORC1L1 aufzureinigen oder das Produkt abzufangen, um die spezifische Aktivität exakt bestimmen zu können.

Auf Grund der strukturellen Ähnlichkeit der beiden Chinone Vitamin K und Co-Enzym Q10 (Abb 39) wurde in der gesamten Arbeit auch das Co-Enzym Q10 als mögliches Substrat der VKORC1L1 in Betracht gezogen.

Diskussion

Co-Enzym Q10
- lipophil
- membranständig
- Endogene Vitamin-ähnliche Substanz
- Antioxidant

Vitamin K1
- lipophil
- membranständig
- Essentielles Vitamin
- Antioxidant

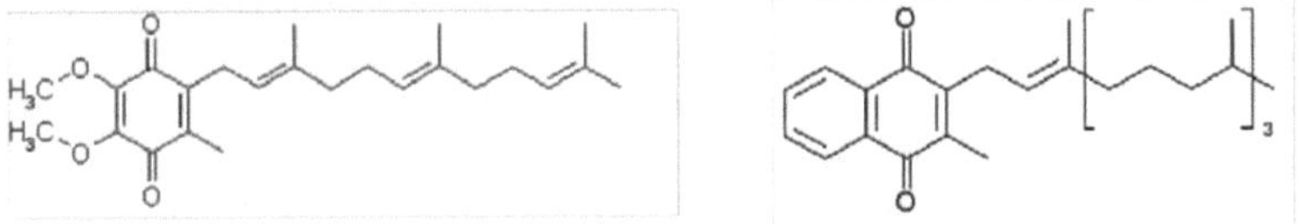

Abb 39: Struktureller Vergleich von Co-Enzym Q10 und Vitamin K1

Einen direkten enzymatischen Beweis konnten wir im Rahmen dieser Arbeit zwar nicht erbringen, aber basierend auf den funktionellen Ergebnissen (vgl. 4.3.4.2.3 und 4.3.5.3) konnte ein Zusammenwirken und eine Potenzierung der antioxidativen Effekte von Co-Enzym Q10 und der VKORC1L1 gezeigt werden. Auch lassen die unterschiedlich hohen Affinitäten der VKORC1L1 mit Vitamin K1 und Vitamin K2 Spekulationen über weitere Substrate der VKORC1L1 aufkommen. Zudem ist bekannt, dass das Co-Enzym Q10 (Ubichinon) durch die DT-Diaphorase zum Ubichinol reduziert werden kann [38, 123]. Die Reduktion von Vitamin K-Chinon zum Vitamin K-Hydrochinon durch die DT-Diaphorase gilt bis heute auch als so genannter Bypass-Mechanismus nach Inhibition der gesamten VKOR-Aktivität bei Warfarinvergiftungen. In solchen Fällen wird durch eine therapeutische Überdosierung mit Vitamin K1 die Bereitstellung des reduzierten Vitamin K-Hydrochinons zur posttranslationalen Modifikation von Gerinnungsfaktoren gewährleistet. Erste Ansätze unserer Arbeitsgruppe (nicht veröffentlich) und Untersuchungen von Ronden et al. [124], die eine verminderte Bildung von Vitamin K1 aus Vitamin K1-Epoxid durch die VKOR nach Zugabe von Co-Enzym Q10 zeigen, weisen auch auf die Hypothese hin, dass das Co-Enzym Q10 ein Substrat der VKOR sein könnte und die Vitamin K1-Bildung in unseren Ansätzen durch

Diskussion

kompetitive Hemmung reduzierte. Weitere Untersuchungen mit Co-Enzym Q10 sind jedoch notwendig, um über die Reaktionsbeziehungen eindeutigere Aussagen zu treffen zu können.

5.3 Funktionelle Eigenschaften der VKORC1L1

Ziel dieser Promotionsarbeit war es, grundlegende Funktionen und Eigenschaften der VKORC1L1 aufzuklären und deren Rolle innerhalb der zellulären Antioxidation zu untersuchen. Neben niedermolekularen Substanzen, die bei der Abwehr von freien Sauerstoffradikalen eine wichtige Rolle spielen, besitzen Zellen auch enzymatische Abwehrmechanismen. Diese enzymgekoppelten Reaktionen zum Schutz vor schädlichen Sauerstoffradikalen übernehmen essentielle Funktionen von Zellen und sind an der Stabilisierung der empfindlichen Redox-Homöostase entscheidend beteiligt. Am Beispiel der Superoxiddismutase (SOD) und Katalase kann dieser basale Mechanismus, der in allen aerob lebenden Organsimen abläuft, erklärt werden. So katalysiert die SOD die Reaktion vom Hyperoxid (veraltet: Superoxid, O_2^-), welches ein hochreaktives zellschädigendes Radikal darstellt, zu Wasserstoffperoxid. Hyperoxide entstehen z.B. im normalen Zellmetabolismus bei der Reduktion von molekularem Sauerstoff in der Atmungskette und können infolge ihrer hohen Reaktivität Zellstrukturen ggf. irreversibel zerstören. Bei der SOD-katalysierten Disproportionierung des Hyperoxids entsteht neben Sauerstoff auch zytotoxisches Wasserstoffperoxid, welches anschließend durch die Katalase, in einem weiteren enzymatischen Abwehrschritt, abgefangen und entgiftet wird[27]. Diese enzymatischen Schutzstrategien zur Entgiftung von zellschädigenden Radikalen beruhen in der Regel darauf, die aggressiven Radikale zu eliminieren, um deren starkes oxidatives Potential aufzuheben.

Neben der SOD und Katalase besitzen Zellen noch eine Reihe weiterer enzymatischer Abwehrmechanismen zum Schutz vor oxidativen Stress. Enzyme wie z.B. die Glutathionperoxidase reduzieren organische Peroxide (ROOH) und H_2O_2 in der Regel mittels Reduktionsäquivalenten, welche von dem nicht-enzymatischen Antioxidans Glutathion bereitgestellt wird [125].

Inwieweit die VKORC1L1, möglicherweise in Verbindung mit Antioxidantien, eine solche Funktion der zellulären Antioxidation übernehmen kann, sollte mit der

Diskussion

funktionellen Charakterisierung des Enzyms geklärt werden. Die Funktion der VKORC1L1 im Zusammenhang mit der Abwehr von freien Sauerstoffradikalen war neben dem Einfluss verschiedener Antioxidantien Schwerpunkt der Experimente und wurde im Rahmen dieser Arbeit eingehend untersucht.

5.3.1 Messung der stressinduzierten VKOR-Aktivität

Mit Hilfe des *in vitro* Aktivitätsassay zur Messung der VKOR-Aktivität in Zellhomogenaten konnte gezeigt werden, dass oxidativer Stress in Form von Wasserstoffperoxid in Zellen zu einer erhöhten VKOR-Aktivität führt (vgl. 3.3.1). Die VKOR-Aktivität in unterschiedlich lang mit H_2O_2 behandelten Proben stieg dabei mit zunehmender Dauer der Inkubation stetig an. Nach zwei Stunden Inkubationszeit lag der Umsatz von Vitamin K1-Epoxid zum Chinon um 300 % höher als im Vergleich zum Umsatz in Zellhomogenaten unbehandelter Zellen. Diese Ergebnisse zeigen erstmals eine Induktion der VKOR-Aktivität durch oxidativen Stress. In zellulären Mechanismen ist eine Aktivitätssteigerung von Enzymen, die zur Kompensation von oxidativem Stress führen, bekannt, da so mögliche irreversible Schäden durch Radikale vermindert werden [126].

Da sowohl die VKORC1L1 als auch die VKORC1 die Reduktion vom Vitamin K-Epoxid zum Chinon katalysieren [71] und beide Enzyme in der verwendeten HEK 293T-Zelllinie exprimiert werden, muss man hier von einer gesteigerten gesamt VKOR-Aktivität sprechen (VKORC1L1+VKORC1). Eine eindeutige Unterscheidung, welches Enzym nach Behandlung mit H_2O_2 induziert wird, kann auf Basis dieser Ergebnisse nicht getroffen werden. Durch die ubiquitäre Expression der beiden Gene wäre eine differenziertere Beurteilung der gestiegenen VKOR-Aktivität auch nicht in anderen Zelllinien möglich gewesen. Hinweise auf eine Aktivierung der VKORC1L1 wurden deshalb mittels mRNA-Quantifizierung im nächsten Abschnitt der Arbeit untersucht, um die erhöhte VKOR-Aktivität auf eine vermehrte VKORC1L1 oder VKORC1 Expression zurückführen zu können.

Diskussion

5.3.2 *VKORC1L1* mRNA-Expression nach Stressinduktion

Nachdem gezeigt werden konnte, dass die VKOR-Aktivität durch oxidativen Stress beeinflusst werden kann und dies eine Steigerung der Aktivität zur Folge hat, wurde mittels real-time PCR eine Quantifizierung der mRNA-Spiegel analog zur Aktivitätsmessung durchgeführt. Mit der Auswahl spezifisch bindender Primer und einer exonübergreifenden Sonde konnte auf diesem Weg die tatsächliche Expression und die damit verbundene Aktivitätssteigerung der VKORC1L1 untersucht werden. Auf die Auswahl der Primer und der spezifischen Sonde wurde besonders geachtet, damit ausschließlich die mRNA-Konzentration der *VKORC1L1* gemessen wurde und nicht durch unspezifische Signale beeinflusst werden konnte. Das PCR-Produkt wurde zusätzlich zur Kontrolle der Spezifität sequenziert. Zur Normalisierung der einzelnen Proben wurde zusätzlich die mRNA-Konzentration auf gleiche Weise des ubiquitär exprimierten „housekeeping" Gens *PBGD* ermittelt [127]. Die äquilibrierten Ergebnisse der real-time PCR zeigten bereits nach einer H_2O_2-Inkubation von 20 Minuten die drei-fache Konzentration an *VKORC1L1*-mRNA. Die mRNA-Konzentration steigerte sich in den folgenden 20 Minuten nochmals auf das fünf-fache im Vergleich zur Kontrolle. Diese deutliche Steigerung zeigt somit eine Initiierung der mRNA-Expression des *VKORC1L1*-Gens unter dem Einfluss von Wasserstoffperoxid bzw. oxidativem Stress. Die analoge Messung der *VKORC1*-Expression zeigte hingegen eine Reduzierung der *VKORC1*-mRNA. Diese Ergebnisse lassen also vermuten, dass die Expression der *VKORC1L1* und der *VKORC1* unterschiedlichen Regulationsmechanismen unterliegt.

Die Regulation der Genexpression geschieht in Zellen u.a. durch so genannte Transskriptionsfaktoren, die einen direkten Einfluss auf die Expression von mRNA besitzen und dadurch auch die Konzentration von synthetisierten Proteinen oder Enzymen beeinflussen. Durch die spezifische Bindung von aktivierten Transskriptionsfaktoren an bestimmte Promotorregionen kann so eine erhöhte Expression initiiert oder auch reprimiert werden [128, 129].

Nach der auf MatInspector basierten Promotoranalyse (bis c.-1000) und Vergleich der TFBS-Häufigkeiten zwischen der *VKORC1L1* und fünf weiteren Promotoren zeigten sich auffällige Parallelen im Vorkommen bestimmter TFBS bei der *VKORC1L1, PDI* und *ERO1*, was auf gemeinsame Regulationsmechanismen der Expression hinweisen könnte. Des Weiteren erbrachte die Promotoranalyse, dass

Diskussion

50% aller im VKORC1L1-Promotor detektierten TFBS in Verbindung mit Regulationsmechanismen stehen, die wiederum durch oxidativen Stress beeinflusst werden. Die folgende Abbildung Abb 40 zeigt eine schematische Darstellung der TFBS, die mit zellulärer ROS-Antwort, Antioxidation oder Apoptose verknüpft sind. Sie zeigt eine starke Konzentration von stressabhängigen TFBS in ATG-Nähe des *VKORC1L1*-Promotors. Auch lassen sich anhand der Darstellung vergleichbare regulative Mechanismen der *VKORC1L1-, ERO1-* und *PDI*-Expression vermuten.

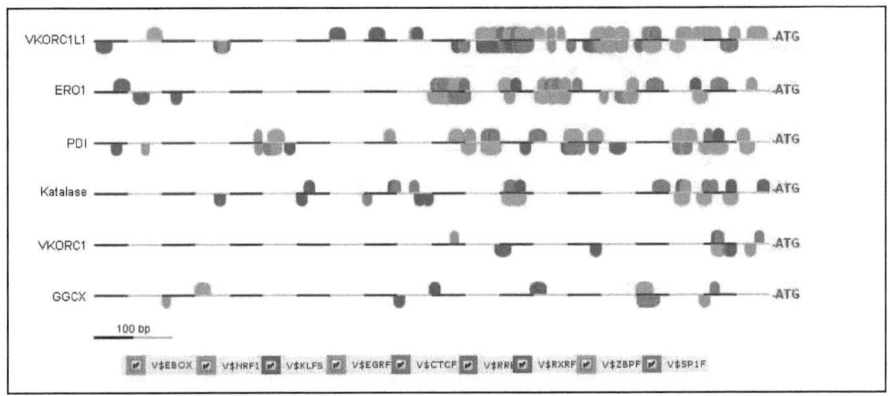

Abb 40: Kartierung möglicher Bindungsstellen für Transkriptionsfaktoren
Dargestellt sind mögliche (oxidativer) stresssensitive TFBS der Promotorregionen von: VKORC1L1, ERO1, PDI, Katalase, VKORC1, GGCX. Im Einzelnen sind folgende TFBS markiert: **EGRF** *= early growth factor receptor;* **KLFS** *= Krueppel like transcription factors;* **EBOX** *= E-box binding factors;* **NRF1** *= Nuclear respiratory factor 1;* **RXRF** *= RXR heterodimer binding sites;* **CTCF** *= CTCF and BORIS gene family;* **ZBPF** *= Zinc binding protein factors;* **SP1F** *= GC-Box factors SP1/GC;* **RREB** *= Ras-responsive element binding protein*

Im Gegensatz dazu zeigte der Vergleich der *VKORC1L1* und der *VKORC1* nahezu keine Parallelen auf und deutet damit auf eine grundlegend unterschiedliche Genregulation hin. Betrachtet man den VKORC1L1-Promotor und die Gemeinsamkeiten mit den Promotorregionen der ERO1 und der PDI, so könnte eine parallel gesteuerte Expression der drei Gene eine wichtige Grundlage unseres postulierten antioxidativ wirksamen Systems (vgl. 895.3.5) darstellen.
Ergänzend zu unseren Ergebnissen der *VKORC1L1-* und *VKORC1-*Expression konnte kürzlich in einer großen genotoxischen Expressionsstudie, welche Einflüsse von hepatotoxischen Medikamenten auf die Expression von verschiedenen Genen untersuchte, eine Steigerung der *VKORC1L1-* und gleichzeitige Reduzierung der *VKORC1-*Expression festgestellt werden [130]. Interessanterweise beruht die

Diskussion

Hepatotoxizität der verwendeten Medikamente (Clofibrate, Omeprazole, Thioacetamide und Benzbromarone) auch auf bereits bekannten ROS-induzierenden Effekten [131-134].

Basierend auf dem Vorhandensein von ROS-beeinflussten TFBS in der Promotorregion des *VKORC1L1*-Gens, dem gemessen mRNA-Anstieg nach Wasserstoffperoxidinkubation und dem darauf zeitlich versetzt folgenden Anstieg der Enzymaktivität nach Translation der mRNA konnte in diesem Teil der Arbeit die stressinduzierte Aktivierung der *VKORC1L1*-Expression und der VKOR-Aktivität gezeigt werden. So erreicht die mRNA-Expression ihren maximalen Wert bereits nach 40 Minuten Inkubationszeit. Die damit verbundene Aktivitätssteigerung der VKOR erreicht auf Grund der Proteinbiosynthese erst zu einem späteren Zeitpunkt ihr Maximum.

Diese Ergebnisse und erstmals gezeigten Eigenschaften untermauern eine Funktion der VKORC1L1 im Zusammenhang mit der zellulären Abwehr von oxidativem Stress und dem Schutz vor Schäden durch freie Sauerstoffradikale. Weitere funktionelle Untersuchungen ergaben zusätzliche neue Erkenntnisse der zellulären Antwort auf oxidativen Stress in funktioneller Verbindung mit der VKORC1L1.

5.3.3 Photometrische Messung der Zellviabilität

Unter der Viabilität versteht man grundlegend die Teilungsfähigkeit von Zellen, welche eng mit einem aktiven zellulären Stoffwechsel verbunden ist. Verschiedenste Faktoren können einen Einfluss auf die Viabilität ausüben und die Proliferationsrate betroffener Zellen reduzieren. Mögliche Auswirkungen von z.B. abiotischen Faktoren können zur Nekrose (direkter Zelltod) oder zur Apoptose (programmierter Zelltod) in Zellen führen und damit die Viabilität der Kultur im Gesamten reduzieren [135]. Die Zellviabilität wurde im Rahmen dieser Arbeit anhand der Teilungsfähigkeit von Zellen gemessen und vermittelte dadurch Erkenntnisse über den Einfluss von oxidativem Stress auf den Zellmetabolismus. Der zu Grunde liegende Mechanismus der Messung des verwendeten Proliferations-Assays (Promega) beruht auf der Spaltung einer gelben Tetrazoliumverbindung in das dunkelblaue Formazan durch mitochondriale Dehydrogenasen metabolisch aktiver Zellen [99, 136]. Während der Messung besteht dabei eine lineare Abhängigkeit zwischen teilungsfähigen,

Diskussion

lebendigen Zellen und der Bildung von Formazan, welches bei dessen Absorptionsmaximum von 490 nm photometrisch detektiert wurde (vgl. 4.3.4).

Durch Wasserstoffperoxid induzierter oxidativer Stress war die Voraussetzung, um mit Hilfe dieses Assays mögliche protektive Einflüsse der VKORC1L1 und verschiedener Antioxidantien auf die Viabilität zu untersuchen. Wasserstoffperoxid entsteht meist als unerwünschtes Nebenprodukt aus Reaktionen mit molekularem Sauerstoff und führt in zu hoher Konzentration zu einem Ungleichgewicht des zellulären Redox-Status [21]. Durch zelleigene Schutzmechanismen wird das Redox-Gleichgewicht im Normalfall aufrecht erhalten und das schädliche Wasserstoffperoxid abgebaut. Zu hohe Peroxidkonzentrationen wirken jedoch zytotoxisch und können Apoptose auslösen [137], was folglich zu einer verminderten Gesamtviabilität eine Kultur führt. Zu Beginn der Viabilitätsmessungen wurde aus diesem Grund die Wasserstoffperoxidkonzentration und deren toxischen Wirkung auf die Zellen ausgetestet. Basierend darauf konnte für die anschließenden Versuche oxidativer Stress induziert werden, der nicht zum Zelltod der gesamten Kultur führte, sondern nur eine messbare Reduktion der Viabilität verursachte. Der Viabilitätsverlust lag bei einer H_2O_2-Konzentration von 25 µM bei rund 25 % und bei 50 µM H_2O_2 bei 60 % (vgl. 4.3.4.1)

Protektive Eigenschaften von Vitamin K1 und K2 in Oligodendrozyten und Neuronen zeigten Li et al. bereits 2003 unabhängig von der γ-Carboxylierung [65]. Sechs Jahre zuvor beschrieben Vervoort et al. (1997) ähnliche antioxidative Eigenschaften und postulierten das reduzierte Hydrochinon als die protektiv wirksame Form des Vitamin K, welches durch Reduktion von Vitamin K durch die VKOR im Vitamin K-Zyklus gebildet wird [66].

Unsere Ergebnisse bestätigen die antioxidativen Eigenschaften von Vitamin K1 und K2 bezogen auf die Zellviabilität unter oxidativem Stress. Nach 18 stündiger Inkubation mit 25 µM H_2O_2 lag die Rate metabolisch aktiver Zellen in Kulturen mit Vitamin K1 oder Vitamin K2 um bis zu 25 % höher als in Zellen ohne vorrangegangene Vitamin K-Substitution. Vitamin K2 kompensierte in Zellen die Viabilitätsverluste nach H_2O_2-Behandlung (25 µM) im Vergleich zur Kontrolle ohne oxidativen Stress und ohne Vitamin K2 komplett, wodurch die schützenden Eigenschaften des Vitamin K2 deutlich herausgestellt wurden. Bei vergleichbarer Vitamin K1-Substitution nahm die Viabilität nur um 10 % ab, was aber auch auf potente antioxidative Eigenschaften hinweist.

Diskussion

Auf Grund der strukturellen Ähnlichkeit von Vitamin K und dem Co-Enzym Q10 (Ubichinon), welche beide zur Stoffgruppe der Chinone gehören und eine lange hydrophobe Seitenkette besitzen, kam auch das Ubichinon als mögliches Substrat der VKORC1L1 in Betracht. Antioxidative Eigenschaften des Ubichinons, welches durch die DT-Diaphorase in eine aktive protektive Ubichinol-Form reduziert wird, sind gut untersucht [39] und konnten in Bezug auf die Viabilitätsmessungen in dieser Arbeit auch bestätigt werden. Die Substitution von Zellen mit Co-Enzym Q10 (vgl. 4.3.4.2) zeigte nach Peroxidbehandlung eine nahezu identische positive Auswirkung auf die Viabilität im Vergleich mit Vitamin K2 substituierten Zellen. Somit konnte in diesem Abschnitt der Arbeit ein protektiver Effekt der zwei bekannten Substrate, Vitamin K1 und K2, und dem Co-Enzym Q10 als mögliches weiteres Substrat der VKORC1L1 bei oxidativem Stress gezeigt werden.

Weiter wurde mit Hilfe der Viabilitätsbestimmung der Einfluss der VKORC1L1 auf die Proliferationsrate bestimmt, da Zellen neben niedermolekularen Antioxidantien auch enzymatische Abwehrmechanismen zum Schutz vor oxidativen Schäden durch frei Radikale besitzen [14]. Um die Rolle der VKORC1L1 im Zusammenhang mit zellulärer Antioxidation zu untersuchen, wurde die VKORC1L1 in Zellen überexprimiert und anschließend die Viabilität unter oxidativem Stress gemessen (vgl. 4.3.4.3.1) Verglichen mit wild typ Zellen zeigten die VKORC1L1-transfizierten Kulturen eine höhere Stressresistenz, was sich in einer deutlich erhöhten Viabilität nach Peroxidbehandlung manifestierte. Anscheinend wurde durch die Überexpression der VKORC1L1 das allgemeine antioxidative Potential der transfizierten Zellen gesteigert, so dass Auswirkungen und Schädigungen, die letztlich zum Zelltod führen, reduziert werden konnten. Bereits Vervoort *et al.* vermuteten diesen Zusammenhang der VKOR und der antioxidativen Kapazität von Zellen. Einen ähnlichen protektiven Mechanismus im Zusammenhang mit der oxidativen Schädigung von Lipiden zeigten auch *Beyer et al.* (1997) durch das Zusammenwirken der NQO1 und dem Co-Enzym Q10 über die Bildung des bereits erwähnten Ubichinols, der reduzierten Form des Co-Enzyms Q10 [138]. Experimente, in denen versucht wurde, die antioxidative Kapazität von Zellen durch eine VKORC1L1-Überexpression und der Substitution von Vitamin K1 weiter zu steigern, blieben im Rahmen der Viabilitätsmessungen ohne zusätzlichen protektiven Effekt (vgl. 4.3.4.3.2) Auf Grund der ubiquitären Expression der *VKORC1L1* zeigte sich erst mit Unterdrückung der VKORC1L1-Expression durch spezifische siRNA-

Diskussion

Behandlung ein Einfluss auf die Viabilität. In Abschnitt 4.3.4.3.3 konnte so gezeigt werden, dass das Fehlen einer Komponente (VKORC1L1-Aktivität oder Vitamin K1) in Zellen bereits zu einer Abnahme der Viabilität nach H_2O_2-Behandlung führte. Im Umkehrschluss bedeuten diese Ergebnisse, dass die antioxidativen Eigenschaften von Vitamin K1 bzw. VKORC1L1 im Bezug auf die Zellproliferation nur zum Tragen kommen, wenn beide Komponenten präsent sind. Dies ist auch mit Grund für die ubiquitäre VKORC1L1-Expression in Zellen (Czogalla: Diplomarbeit 2009). Die oben beschriebene Tatsache, dass eine Überexpression der VKORC1L1 zusammen mit Vitamin K1 keine zusätzliche Steigerung der Stressresistenz erbrachte, spricht für eine außerordentliche Effizienz, mit der bereits die wild typ Aktivität der VKORC1L1 zusammen mit Vitamin K1 den Schutz vor oxidativen Schäden reduziert. Zudem scheint auch Co-Enzym Q10, welches endogen in Zellen selbst gebildet wird, mit der VKORC1L1 zusammen antioxidative Funktionen ausüben zu können (vgl. 4.3.4.2.3). Diese Beobachtungen könnten auch erklären, warum eine zusätzliche Vitamin K-Substitution in VKORC1L1-transfizierten Zellen keine weitere Viabilitätssteigerung mehr erbrachte, da bereits ausreichend endogenes Co-Enzym Q10 als Substrat für die VKORC1L1 zur Verfügung steht. Offensichtlich störte erst die Reduktion der VKORC1L1-Aktivität den zellulären Mechanismus gegen oxidativen Stress, was letztlich zu einer verminderten Viabilität führte.

Die Ergebnisse zeigen hier zum ersten Mal einen Zusammenhang zwischen der Funktion der VKORC1L1 mit der zellulären Abwehr von oxidativen Stress. Inwiefern der Mechanismus über die Bildung des Vitamin K-Hydrochinons abläuft, konnte im Rahmen dieser Arbeit nicht im Detail untersucht werden. Die Fähigkeit der VKORC1L1 das Hydrochinon zu bilden lässt einen solchen Reaktionsweg allerdings plausibel erscheinen und wird in Abschnitt 5.3.5 näher erläutert.

5.3.4 Freie Sauerstoffradikale in Abhängigkeit von VKORC1L1 und Vitamin K

Freie Sauerstoffradikale kommen in allen aerob wachsenden Organismen vor und stehen im Gleichgewicht mit zellulären Mechanismen und Substanzen, die freie Radikale eliminieren und so für eine ausgeglichene Redox-Homöostase in der Zelle sorgen [21]. Da ROS induzierte Apoptose und oxidativer Stress aus klinischer Sicht

Diskussion

in Verbindung mit einer Vielzahl von degenerativen Krankheiten und grundlegend der natürlichen Alterung stehen, lag ein Fokus der Arbeit auf der Messung von intrazellulären Sauerstoffradikalen [4, 21, 139].

Im Rahmen dieser Arbeit wurde bereits gezeigt, dass sowohl die VKORC1L1 als auch deren Substrate einen protektiven Einfluss auf die Viabilität gegenüber der Exposition mit Wasserstoffperoxid ausüben und die Enzymaktivität in Verbindung mit einer erhöhten Genexpression durch oxidativen Stress induzierbar ist. Diese neuen Erkenntnisse basieren alle auf oxidativem Stress, der auf die aktive Behandlung mit Wasserstoffperoxid zurückgeht. Mit Hilfe eines Assays zur Detektion von gebildeten Sauerstoffradikalen wurde in diesem Abschnitt die intrazelluläre ROS-Konzentration über einen bestimmten Zeitraum gemessen. Ziel war es, herauszufinden, ob und welchen Einfluss VKORC1L1 und Antioxidantien auf die Generierung freier Radikale in lebenden Zellen haben. Grundlage dieses Assays ist die induzierte Bildung von freien reaktiven Sauerstoffradikalen durch den zelleigenen Stoffwechsel. Die Induktion verläuft dabei über eine Inkubation mit 2,3-Dimethoxy-1,4-Naphthochinon (DMNQ), welches durch Ein-Elektronen-Reduktasen (z.B. P450 Reduktase) zum Semichinon reduziert wird (*Abb Abb 41*). Das instabile Semichinon reagiert anschließend mit Sauerstoff zurück zum Chinon, wobei als Nebenprodukte hochreaktive Sauerstoffradikale anfallen und so das Redox-Gleichgewicht der Zelle beeinflussten [140].

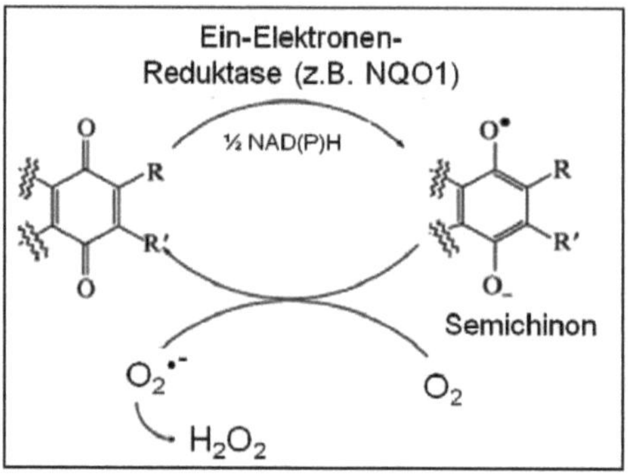

Abb 41: Reaktion der intrazellulären ROS-Induktion durch DMNQ (modifiziert nach Watanabe et al. 2004)

Durch Induktion der Fluoreszenz des Farbstoffs H_2DCFDA durch Radikale kann die ROS-Generierung zum Einen periodisch gemessen und zum Anderen in Verbindung

Diskussion

mit der detektierten ROS-Konzentration eine Aussage über den Einfluss von z.B. Vitamin K oder der VKORC1L1 auf deren Generierung getroffen werden [141, 142]. Das natürlich vorkommende Niveau der ROS-Konzentration in Zellen wurde in den angesetzten Versuchen durch eine DMNQ-Konzentration von 16 µM annähernd verdoppelt (vgl. 4.3.5) und diese Konzentration als Grundlage für alle Folgeexperimente eingesetzt. Auf Grund der gezeigten und veröffentlichten antioxidativen Eigenschaften von Vitamin K1, K2 und Co-Enzym Q10 sollten erste Ansätze zeigen, wie groß der Einfluss einer Substitution auf das Niveau der ROS-Konzentration ist, wenn Zellen vor Stressinduktion mit DMNQ bereits drei Stunden mit einem der Antioxidantien inkubiert wurden [65, 66]. Die Ergebnisse zeigten eine Reduktion der detektierten freien Sauerstoffradikale sowohl bei Substitution mit Vitamin K1, Vitamin K2 als auch mit Co-Enzym Q10 (vgl. 4.3.5.1). Die gemessenen ROS-Konzentrationen nahmen nach zwei Stunden um bis zu ¼ der Konzentration in Kontrollzellen ohne Antioxidans ab. Co-Enzym Q10 zeigte dabei das größte Potential zur Reduktion der ROS-Generierung. Mit einer Vitamin K1-Substitution reduzierte sich die Konzentration von freien Radikalen von 370 % (Kontrolle) auf 325 %.

Horke et al. (2008) zeigten antioxidative Eigenschaften und eine Reduktion der ROS-Generierung nach Substitution mit Vitamin C (500µM) und Vitamin E (500 µM) als Antioxidantien [143]. Da das fettlösliche Vitamin E bekanntermaßen ein antioxidatives Potential besitzt und in der Lage ist freie Radikale zu binden, wurde auch in unseren Messungen Vitamin E als Positivkontrolle eingesetzt [144]. Nach Inkubation mit bereits 1µM Vitamin E und anschließender ROS-Detektion zeigte sich nach zwei Stunden eine vergleichbare Reduktion der ROS-Generierung wie beim Co-Enzym Q10 von 370 % auf 275 %. Damit konnten im Assay zur Detektion von freien Sauerstoffradikalen erneut die protektiven Eigenschaften der eingesetzten Antioxidantien belegt werden. Das Potential der VKOR-Substrate, im zellulären Stoffwechsel antioxidative Funktionen zu übernehmen, stellen diese ersten Ergebnisse ebenfalls erkennbar heraus. Unabhängig davon wurden im nächsten Schritt die protektiven Charakteristika der VKORC1L1, die bei den Viabilitätsmessungen gezeigt werden konnten, auf deren Funktion als zellulärer Schutzmechanismus gegen die Bildung freier Sauerstoffradikale hin untersucht.

Analog zu den Viabilitätsmessungen wurden die VKORC1L1 auch für die Detektion von freien Sauerstoffradikalen in HEK 293T-Zellen überexprimiert, um den Einfluss auf die ROS-Generierung zu beobachten. Dimayuga et al. (2007) zeigten durch die

Diskussion

Überexpression der Superoxiddismutase 1, dass die ROS-Generierung in Zellen durch eine erhöhte Aktivität antioxidativ wirksamer Enzyme verringert werden kann [145]. VKORC1L1-überexprimierende Zellen zeigten auch in unseren Ansätzen eine deutliche Senkung der Bildung von freien Sauerstoffradikalen, was auf einen direkten Einfluss der VKORC1L1 hinweist. Die Reduktion der ROS-Generierung gegenüber wild typ Zellen lag dabei um ein Drittel niedriger und bekräftigt damit die Hypothese, dass die VKORC1L1 eine Funktion im Zellschutz gegenüber oxidativen Stress übernehmen kann. Der Einfluss der VKORC1, dem Paralog der VKORC1L1, wurde in diesem Assay auch in gleicher Weise auf die Radikalbildung untersucht. In Lebermikrosomen wurde bereits gezeigt, dass die VKOR antioxidative Eigenschaften besitzt und Membranen vor Lipidperoxidation schützen kann [66]. Jedoch muss bei diesen Untersuchen bedacht werden, dass 1997 noch nicht zwischen zwei Isoenzymen unterschieden werden konnte und die untersuchte VKOR-Aktivität sowohl die Aktivität der VKORC1L1 als auch der VKORC1 beinhaltet. Durch mRNA-Expressionsanalysen unserer Arbeitsgruppe zeigte sich, dass beide Enzyme in der Leber exprimiert werden und somit keine eindeutige Differenzierung der Aktivitäten in Lebermikrosomen möglich ist (Czogalla, Diplomarbeit 2009). In unseren Ergebnissen zur ROS-Bildung stellte sich heraus, dass die VKORC1 auch in der Lage ist, die induzierte Generierung von freien Sauerstoffradikalen vergleichbar zu den Ergebnissen der VKORC1L1 zu reduzieren. Dies überrascht nicht sonderlich, da Isoenzyme meist die gleichen Reaktionen katalysieren können (hier Vitamin K-Chinon zum Hydrochinon) und wir der Annahme sind, dass sich die VKORC1 und VKORC1L1 durch paraloge Duplikation entwickelt haben. Damit wären auch die protektiven Eigenschaften sowohl der VKORC1L1 als auch der überexprimierten VKORC1 erklärbar, da auch durch die unphysiologische Überexpression der VKORC1 wesentlich mehr Vitamin K-Hydrochinon intrazellulär gebildet wird und anscheinend nicht nur durch die GGCX als Co-Faktor verbraucht wird.

Durch eine siRNA-vermittelte Senkung der VKORC1L1-Konzentration sollte im Kontrast zur gesteigerten Enzymkonzentration nach Überexpression der beobachtet protektive Effekt erneut untersucht werden. Wie in Abschnitt 4.3.5.2.3. beschrieben, konnte in Zellen mit verminderter VKORC1L1-Konzentration ein stärkerer Anstieg der gebildeten Sauerstoffradikale gemessen werden als im Vergleich zu wild typ Zellen. Prozentual lag die ROS-Generierung in den siRNA-behandelten Zellen um 10 % höher. Im Vergleich mit den VKORC1L1 überexprimierenden Zellen verdoppelte sich

Diskussion

der Anstieg der Sauerstoffradikale in siRNA-behandelten Zellen. Durch die siRNA vermittelte Reduktion der VKORC1L1-Aktivität konnte, wie auch bereits im Viabilitätsassay, gezeigt werden, dass die VKORC1L1 im zellulären System eine Funktion im Schutz vor Radikalbildung und somit vor oxidativen Stress ausüben kann.

Die Reduktion der VKOR-Aktivität (VKORC1L1 und VKORC1) durch Warfarin ist in diesem Zusammenhang auch interessant. So zeigten Untersuchungen zum Schutz der Lipidperoxidation durch den Vitamin K-Zyklus, dass dieser protektive Effekt durch Warfarin aufgehoben werden kann. Vervoort et al. führten diese Beobachtungen auf die Inhibition der Vitamin K-Hydrochinon-Bildung durch die VKORC1 innerhalb des Vitamin K-Zyklus zurück [66]. Im Gegensatz dazu untersuchten Li et al. sechs Jahre später die antioxidativen Eigenschaften von Vitamin K in Oligodendrozyten und Neuronen. Li et al. gingen 2003 davon aus, dass Oligodendrozyten und Neuronen keine VKOR- und auch keine GGCX-Aktivität besitzen würden [65]. Weiter konnte die Arbeitsgruppe auch keine Reduktion des antioxidativen Potentials von Vitamin K durch Warfarin beobachten und folgerte daraus, dass die protektiven Eigenschaften des Vitamin K nicht aus der VKOR-katalysierten Reduktion des Chinons zum Hydrochinon, sondern aus einer VKOR- und GGCX-unabhängigen Reaktion resultierten. Unsere mRNA-Expressionsanalysen in Mausgehirn zeigten jedoch eine deutliche Expression von *VKORC1, GGCX* und der *VKORC1L1*, was auf vorhandene Aktivität in Neuronen und Oligodendrozyten hindeutet und aktuell in unserer Arbeitsgruppe überprüft wird. Im Rahmen der vorliegenden Arbeit wurde auch hier der Einfluss von Warfarin auf die Bildung von Sauerstoffradikalen in HEK-Zellen untersucht. HEK-Zellen besitzen sowohl VKOR- als auch GGCX-Aktivität und sind somit auch in der Lage Vitamin K zu reduzieren. Unsere Ergebnisse decken sich mit einem Verlust der antioxidativen Kapazität von Zellen nach Warfarininkubation, welcher durch Vervoort et al. beschrieben worden war. Wir konnten beobachten, dass die Bildung von Sauerstoffradikalen mit der Inkubation von Warfarin stärker anstieg als in unbehandelten Zellen (vgl. 4.3.5.2.4.) und die Konzentration der schädlichen freien Radikale um 15 % höher lag. Da Warfarin die VKOR-Aktivität inhibiert, belegen diese Ergebnisse erneut, dass die VKOR auch eine Funktion in der zellulären Antioxidation übernimmt, entgegen den Ergebnissen von Li et al.

Die untersuchte protektive Wirkung der VKORC1L1 auf die Zellviabilität sollte deshalb auch in Verbindung mit der intrazellulären Generierung von

Diskussion

Sauerstoffradikalen zusammen mit Antioxidantien und möglichen Substraten eingehender untersucht werden. Analog zu den in Abschnitt 4.3.5.1 durchgeführten Ansätzen in wild typ Zellen wurde in HEK-Zellen zur Untersuchung des Einflusses der VKORC1L1 zusammen mit Antioxidantien auf die ROS-Bildung die VKORC1L1 zuvor überexprimiert. Die erhöhte VKORC1L1-Konzentration nach Transfektion und die damit verbundene gesteigerte Aktivität waren die Grundlage für die Substitution mit Vitamin K1, Vitamin K2, Co-Enzym Q10 und Vitamin E. Konnte im Viabilitätsassay bei VKORC1L1-überexprimierenden Zellen nach Substitution mit Vitamin K1 noch kein zusätzlicher Effekt des antioxidativen Potentials auf die Viabilität festgestellt werden, so verdoppelt sich jedoch das Potential von Vitamin K1, die Bildung von freien Sauerstoffradikalen zu reduzieren, in Zellen mit erhöhter VKORC1L1-Aktivität. Darüber hinaus konnte auch das antioxidative Potential von Co-Enzym Q10 um 40 % und das von Vitamin E um 80 % im Vergleich zu wild typ Zellen erhöht werden. Diese Ergebnisse weisen damit erneut auf einen basalen Mechanismus hin, in dem schädliche Sauerstoffradikale mit Hilfe der VKORC1L1 über die Stoffgruppe der Chinone eliminiert werden können. Die deutliche Steigerung des antioxidativen Potentials von Vitamin E könnte dabei aus einer direkten enzymatischen Umsetzung durch die VKORC1L1 resultieren, indem die VKORC1L1 auch die Reduktion des alpha-Tocopherols in die antioxidativ wirksame Form Tocopherolhydrochinon katalysieren könnte. Eine vergleichbare Reaktion wurde durch die NQO1, ein vermutetes Bypass-Enzym im Vitamin K-Zyklus, beschrieben und sollte bei zukünftigen Versuchen mit bedacht werden [123].

Einen weiteren deutlichen Hinweis auf die antioxidative Funktion der VKORC1L1 zusammen mit den in dieser Arbeit verwendeten Antioxidantien lieferten die Ergebnisse der ROS-Generierung nach siRNA-vermittelter VKORC1L1-Aktivitätsverminderung. Hier zeigte sich, dass durch die verminderte VKORC1L1-Aktivität das antioxidative Potential aller Antioxidantien merklich reduziert wurde. Das spricht erneut für eine Funktion der VKORC1L1 zusammen mit den verwendeten Antioxidantien gegen die Bildung von freien Sauerstoffradikalen, welche durch eine verminderte VKORC1L1-Aktivität eingeschränkt werden kann. Auch unabhängig von der Substitution mit Antioxidantien zeigte die Verminderung der VKORC1L1 in diesen Ansätzen ein generell sehr hohes Niveau der ROS-Konzentration mit einem Anstieg auf 600 % nach zwei Stunden (ohne Antioxidans), was auf eine allgemein reduzierte antioxidative Kapazität der Zellen hinweist.

Diskussion

Fasst man die Ergebnisse der Viabilitätsmessungen und der Messung von Sauerstoffradikalen zusammen, so wird in dieser Arbeit deutlich, dass die VKORC1L1 eine basale und grundlegende Funktion in der zellulären Antioxidation übernimmt. Sowohl die Viabilität als auch die zelluläre Kapazität, die Bildung von schädlichen freien Sauerstoffradikalen zu unterdrücken, wird durch die VKORC1L1 erhöht. Weiter zeigte sich noch in den Ergebnissen, dass neben den protektiv wirksamem Vitamin K1 und Vitamin K2 möglicherweise auch das Co-Enzym Q10 zu den Substraten der VKORC1L1 zählen könnten.

5.3.5 Quantitative Messung der intrazellulären Protein-Peroxidation

Oxidativer Stress und freie Sauerstoffradikale können nicht nur Lipide oder die DNA durch Oxidation schädigen sondern auch Proteine [146]. Die Protein-Peroxidation kann zu irreversiblen Schäden an Proteinen führen und steht in enger Verbindung mit zahlreichen Krankheitsbildern wie z.B. ALS, Morbus Alzheimer, Progeria oder auch Diabetes [26]. Auch Alterungsprozesse von Zellen und die allgemeine Lebenserwartung korreliert mit der Ablagerung von oxidativ geschädigten Proteinen [147]. So konnte Sohal et al. (1993) beim Vergleich von kurzlebigen Fliegen mit langlebigen Fliegen chronologisch gleichen Alters einen Anstieg an oxidierten Proteinen zeigen. Weitere Arbeitsgruppen zeigten einen altersabhängigen Anstieg geschädigter Proteine im menschlichen Gehirn, der Augenlinse und roten Blutzellen, in Ratten Hepatozyten sowie in Gehirnproben von Rennmäusen [24, 148-150]. Die Schädigungen von Proteinen durch oxidativen Stress können dabei auch den Zellstoffwechsel beeinflussen, wenn Rezeptoren oder Transportproteine betroffen sind [117].

Charakteristisch für eine oxidative Schädigung von Proteinen ist das Auftreten von Carbonylgruppen, die durch die Reaktion der Proteinstruktur mit Sauerstoffradikalen entstehen können. Aus diesem Grund wird häufig die Detektion von Carbonylgruppen als Marker für oxidative Schäden durch freie Sauerstoffradikale an Proteinen verwendet [149]. Die Konzentration der detektierten Carbonylgruppen reflektiert die Belastung von Zellen durch oxidativen Stress und die Präsenz von aggressiven Sauerstoffradikalen. Im Rahmen dieser Arbeit wurde über eine ELISA-

Diskussion

basierte Messung die Konzentration der Carbonylgruppen ermittelt, um mögliche Effekte der VKOR auf die Bildung der Carbonylgruppen zu untersuchen. Wiederum lag in unseren Ansätzen der enzymatische Einfluss der VKORC1L1 auf die Protein-Peroxidation im Mittelpunkt unserer Betrachtungen. Zudem konnte auch der Einfluss der VKORC1 und Vitamin K1 zu neuen Erkenntnissen beitragen.

Die intrazelluläre Protein-Peroxidation wurde in Gesamtzellhomogent von HEK 293T-Zellen gemessen ohne diese zuvor oxidativem Stress ausgesetzt zu haben. Die gemessenen Carbonylgruppen-Konzentrationen resultierten folglich aus dem normalen Zellstoffwechsel bei Kultivierung unter Standardbedingungen. Um den Einfluss der VKORC1L1 bzw. der VKORC1 auf die intrazelluläre Protein-Peroxidation zu untersuchen, wurden Zellen einen Tag zuvor transient transfiziert. Parallel dazu wurden andere Zellen mit VKORC1L1- bzw. VKORC1-spezifischer siRNA behandelt, um die jeweilige mRNA-Konzentration und Enzymaktivität zu reduzieren.

Im Vergleich zu Kontrollproben zeigten die Messungen der Protein-Peroxidation in Zellen, die eine höhere VKORC1L1-Aktivität nach Überexpression aufwiesen, eine signifikante Abnahme um 40% der Protein-Peroxidation. Die Behandlung mit siRNA und der damit verbundenen reduzierten VKORC1L1-Aktivität führte hingegen zu einem Anstieg der Protein-Peroxidation. Beide Ergebnisse unterstützen damit wiederholt die Annahme, dass die VKORC1L1 eine Rolle in der zellulären Antioxidation übernimmt und am direkten Schutz vor Oxidationsschäden beteiligt ist. Die vergleichbaren Ansätze mit Zellen, die eine erhöhte oder reduzierte VKORC1-Aktivität aufwiesen, zeigten nur nach Behandlung mit siRNA einen leichten Anstieg der Carbonylgruppen-Konzentration (vgl. 4.3.6.1).

Weitere Ansätze mit zusätzlicher Vitamin K1-Substitution zeigten, dass die VKORC1L1 zusammen mit dem Phyllochinon das antioxidative Potential von Zellen nochmals um 30 % steigern konnte und damit das Risiko von oxidativen Schäden an Proteinen weiter reduzierte. Die Messung der Protein-Peroxidation zeigte in diesem Zusammenhang sehr deutlich, dass die protektiven Eigenschaften des Vitamin K in VKORC1L1-überexprimierenden Zellen mit einer Reduktion der Protein-Peroxdation um die Hälfte im Vergleich zu wild typ Zellen mit vergleichbarer Vitamin K1-Substitution potenziert wurden.

Dieser gezeigte Schutzmechanismus gegenüber oxidativen Schäden an Proteinen durch freie Sauerstoffradikale könnte des Weiteren auch bei der oxidativen Proteinfaltung eine Rolle spielen. In der Regel werden bei der oxidativen

Diskussion

Proteinfaltung strukturgebende Disulfidbindungen zwischen zwei Cysteinen einer Aminosäurensequenz eines neu synthetisierten Proteins gebildet [86]. Dieser oxidative Prozess findet im Endoplasmatischen Retikulum statt und benötigt ein reduzierendes Element als Elektronenakzeptor der oxidativen Faltung. Protein-Disulfid-Isomerasen (PDI) spielen in diesem Zusammenhang eine wichtige Rolle, da sie in der Lage sind, die oxidative Proteinfaltung zu katalysieren und Elektronen zu binden [85]. Der Recyclingmechanismus, der die PDI zurück in den oxidierten Zustand versetzt, verläuft dabei größtenteils über die Endoplasmatische-Retikulum-Oxidase 1 (ERO1). Während der Reoxidation der PDI durch die ERO1 werden zwei Elektronen auf molekularen Sauerstoff übertragen, wodurch es zur Bildung des zytotoxischen Wasserstoffperoxid an der Membran-Plasma-Grenzfläche kommt [151, 152]. Am diesem Punkt der oxidativen Proteinfaltung ist eine Involvierung der VKORC1L1 zur Eliminierung des Wasserstoffperoxids denkbar.

Folgt man unserer Hypothese, dass eine Oxidation von Vitamin K-Hydrochinon zum Chinon durch ROS bei der Entgiftung von Wasserstoffperoxid stattfindet und anschließend das Vitamin K-Chinon wieder durch die VKORC1L1 reduziert wird, würde die VKORC1L1 in diesem Zusammenhang einen direkten Schutz vor oxidativen Schäden im ER, dem Ort der Wasserstoffperoxidbildung durch die ERO1, sicherstellen. Die zwei benötigten Elektronen zur Reduzierung des Vitamin K-Chinons zum Hydrochinon könnte die VKORC1L1 durch eine analoge Reoxidation der PDI erhalten, wie von Dias-Gunasekara et al. in Verbindung mit der ERO1 beschrieben [151].

Dafür sprechen würde auch der von Wajih et al. beschriebene Komplex bestehend aus einer nicht näher charakterisierten PDI und der VKORC1. In einem Enzymassay mit reduzierter RNase H als Elektronendonor stellten Wajih et al. die Elektronenübertragung auf eine PDI als Elektronenakzeptor nach. Im Weiteren wurden die Elektronen der reduzierten PDI in den Vitamin-K-Zyklus auf die VKORC1 übertragen und Vitamin K-Epoxid über das CXXC-Motiv der VKORC1 zum Vitamin K-Chinon reduziert [84]. Vergleichbar könnte dadurch auch die Reduktion des Vitamin K-Chinons zum Hydrochinon stattfinden. Die Elektronen der oxidativen Proteinfaltung werden nach Wajih et al. letztlich in der posttranslationalen Modifikation von Proteinen durch die GGCX ohne die Entstehung von Wasserstoffperoxid verbraucht. Dieser Mechanismus, exklusive der posttranslationalen Modifikation durch die GGCX, könnte ebenso durch die

Diskussion

VKORC1L1 in Verbindung mit einer PDI stattfinden und als Endprodukt antioxidativ wirksames Vitamin K-Hydrochinon zum Schutz vor oxidativen Stress bereitstellen. Das nachfolgende Schema (Abbildung 42) stellt unseren postulierten Antioxidationsmechanismus der VKORC1L1 neben dem bekannten VKORC1-abhängigen Vitamin K-Zyklus dar. Die Reduktion der Vitamin K-Derivate zum Hydrochinon erfolgt dabei mit je zwei Elektronen die mittels PDI auf die VKORC1L1 bzw. VKORC1 übertragen werden. Im Unterschied zum Vitamin K-Zyklus (links im Schema) fungiert gebildetes Hydrochinon (QH_2) durch die VKORC1L1 (rechts) als Antioxidans und nicht als Co-Substrat der GGCX. Durch die VKORC1L1 entsteht somit an der Membrangrenzfläche antioxidativ wirksames Hydrochinon, welches der Entgiftung von durch ERO1-generierten ROS zur Verfügung steht. Dieses von der VKORC1L1 vermittelte antioxidative Potenzial von Zellen könnte folglich für einen Schutz vor oxidativen Proteinmodifiktionen durch freie Sauerstoffradikale direkt im Endoplasmatischen Retikulum, dem Ort der Proteinbiosynthese, gewährleisten. Da noch nicht geklärt ist, ob die VKORC1L1 neben Vitamin K noch weitere chinoide Substrate reduzieren kann, ist in der schematischen Abbildung eine VKORC1L1-katalysierte Reduktion eines Chinons (Q) zum entsprechenden Hydrochinon (QH_2) dargestellt. Die vergleichbaren Expressionsmechanismen unterstützen auch unsere Vermutung, dass die VKORC1L1 zum einen mit der PDI interagieren und zum anderen eine Funktion als Gegenspieler der ERO1-induzierten ROS-Generierung ausüben könnte und alle drei Enzyme ein gemeinsam reguliertes System im Rahmen der oxidativen Proteinfaltung bilden könnte.

Auf dem Hintergrund der PDI-VKOR-Komplexbildung vermuten wir auch eine weitere Funktion der VKORC1L1 in Bezug auf die Proteinfaltung. Strukturvergleiche und Homologieschlüsse zu prokaryotischen Enzymen, die Funktionen der oxidativen Faltung in Bakterien übernehmen, zeigten deutliche Parallelen und lassen eine Funktion der VKORC1L1 in der Proteinfaltung erwarten. Ein funktionelles Protein der prokaryotischen Proteinfaltung ist das DsbB. DsbB ist ein integrales Membranprotein und mit vier Transmembranhelices und einer periplasmatischen Schleife der vermuteten VKORC1L1-Struktur sehr ähnlich. Weiter besitzt die DsbB, wie auch die VKORC1L1, ein CXXC-Motiv als katalytisches Zentrum, interagiert die DsbB mit Chinonen als Substrat und letztlich reagiert die DsbB auch mit einem plasmatischen Redox-Protein (DsbA) [153, 154]. Die PDI wäre so bezogen auf die VKORC1L1 das

Diskussion

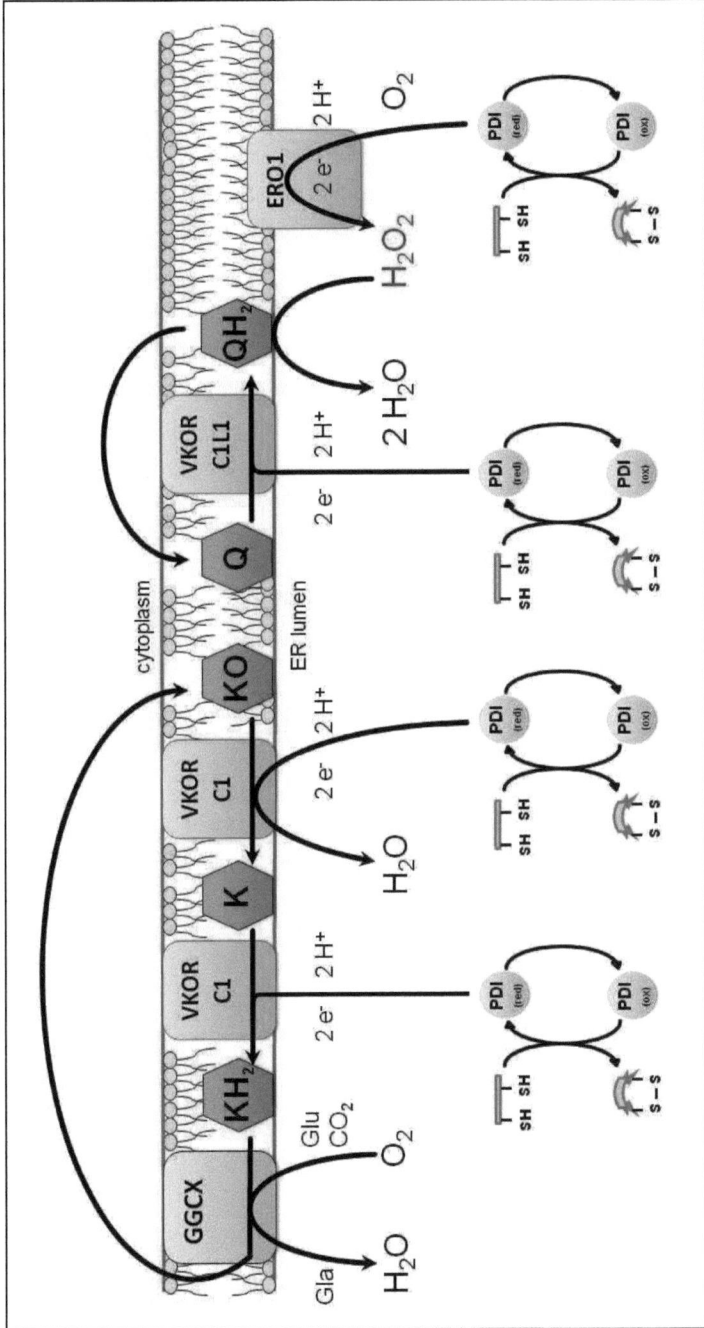

Abb.42: Postulierte Verknüpfung der oxidativen Proteinfaltung im ER zur VKORC1- bzw. VKORC1L1-katalysierten Reduktion von Vitamin K zum Hydrochinon. In unserem hypothetischen Model sind drei verschiedene Möglichkeiten als Elektronenakzeptor der PDI für Elektronen aus der Proteinfaltung dargestellt. Rechts das ERO1-PDI-System, welches als Endprodukt H_2O_2 generiert, während eine VKORC1L1-PDI-Interaktion die Bildung antioxidativer Hydrochinone gewährleistet. Das VKORC1-GGCX-PDI-System benötigt 2x2 Elektronen zur γ-Carboxylierung und es entstehen weder freie Sauerstoffradikale noch freies Hydrochinon, da dieses als Co-Substrat der GGCX fungiert und im Zuge der γ-Carboxylierung zum Epoxid oxidiert wird.

Diskussion

entsprechende Homolog zur DsbA, um den Elektronenfluss von der oxidativen Faltung zum Hydrochinon zu katalysieren. Neuste Erkenntnisse durch Inaba (2009) zeigten die Reaktion von DsbB in Verbindung mit der oxidativen Faltung zusammen mit Ubichinon als Substrat und der Bildung von Ubichinol, welches in der zellulären Abwehr von oxidativen Stress und der Regeneration von oxidiertem Vitamin E eine wichtige Funktion übernimmt [155].

Wenn wir annehmen, dass die VKORC1L1 in eukaryotischen Zellen eine gleiche Funktion im Zusammenhang mit der Proteinfaltung einnehmen würde, wie die DsbB in Bakterien, wären unsere Ergebnisse, der reduzierten Protein-Peroxidation in VKORC1L1-überexprimierenden Zellen, das Resultat einer optimierten Proteinfaltung unter Bildung von antioxidativ wirksamen Hydrochinon durch die VKORC1L1. Dieser in allen metabolisch aktiven Zellen ablaufende Mechanismus der Proteinfaltung und gleichzeitigen Bildung von Radikalfängern würde damit eine grundlegende essentielle Funktion der VKORC1L1 beschreiben.

Zusammenfassung

6 Zusammenfassung der Arbeit

Durch systematische und funktionelle Charakterisierung der VKORC1L1 wurde im Rahmen dieser Arbeit ein neuer elementarer zellulärer Stoffwechselmechanismus zur Abwehr von oxidativem Stress beschrieben. Dieser Mechanismus trägt grundlegend zum Verständnis der Regulation intrazellulärer Redox-Homöostase bei. Dadurch bieten sich vielversprechende Ansatzpunkte für zukünftige Untersuchungen ROS-assoziierter Stoffwechselwege und vor allem von Krankheitsbildern, die eng mit der schädigenden Wirkung freier Radikale und ER-Stress in Verbindung gebracht werden.

Funktionelle Untersuchungen bezüglich des Einflusses der VKORC1L1 auf die Redox-Homöostase in Zellen konnten unsere Hypothese einer antioxidativen Funktion der VKORC1L1 beweisen. Die Ergebnisse der vorliegenden Arbeit belegen anhand unterschiedlicher Methoden, wie Messung der allgemeinen Zellviabilität, intrazelluläre ROS-Bildung oder die oxidative Schädigung zellulärer Makromoleküle, den funktionellen Zusammenhang der VKORC1L1 und der zellulären Antioxidation. Die zelluläre Protektion durch Vitamin K, Co-Enzym Q10 oder Vitamin E bezüglich der Abwehr freier Sauerstoffradikale konnte durch eine erhöhte VKORC1L1-Aktivität potenziert werden. Analog konnte dieses Potential durch siRNA verminderte Enzymaktivität reduziert werden. Die Chinon-Reduktase-Aktivität der VKORC1L1 wurde zudem durch Bestimmung der enzymatischen Konstanten mit Vitamin K1 und K2 als Substrat näher charakterisiert. Darüber hinaus konnten regulative Mechanismen der *VKORC1L1*-Expression durch bioinformatische Sequenzanalysen, mRNA-Quantifizierung und durch nachfolgende Aktivitätsbestimmung mit oxidativen Stress in Verbindung gebracht werden. Die fluoreszenzmikroskopisch nachgewiesene subzelluläre Lokalisierung der VKORC1L1 im Endoplasmatischen Retikulum ergänzte unsere Erkenntnisse, aus denen sich am Ende der Arbeit ein neuer antioxidativ wirksamer Mechanismus ableiten ließ. Die letztlich postulierte Interaktion der VKORC1L1 mit Proteinen der oxidativen Faltung bildet die Grundlage dieses wahrscheinlich fundamentalen, bisher unbeschriebenen Stoffwechselweges. Zusammenfassend eröffnen sich aus den Ergebnissen dieser Arbeit durch die Beschreibung eines neuen protektiven Mechanismus des zellulären antioxidativen Systems neue Ansatzpunkte zum Verständnis der Pathogenese ROS-assoziierter Krankheiten.

7 Literaturverzeichnis

2. **Sierra F, Hadley E, Suzman R, Hodes R.** Prospects for life span extension. *Annu Rev Med.* 2009;60:457-69.
3. **Coyle JT, Puttfarcken P.** Oxidative stress, glutamate, and neurodegenerative disorders. *Science.* 1993;262(5134):689-95.
4. **Finkel T, Holbrook NJ.** Oxidants, oxidative stress and the biology of ageing. *Nature.* 2000;408(6809):239-47.
5. **Scandalios JG.** The rise of ROS. *Trends Biochem Sci.* 2002;27(9):483-6.
6. **Kohen R, Nyska A.** Oxidation of biological systems: oxidative stress phenomena, antioxidants, redox reactions, and methods for their quantification. *Toxicol Pathol.* 2002;30(6):620-50.
7. **Gutteridge JM, Quinlan GJ, Kovacic P.** Phagomimetic action of antimicrobial agents. *Free Radic Res.* 1998;28(1):1-14.
8. **Engelhardt JF.** Redox-mediated gene therapies for environmental injury: approaches and concepts. *Antioxid Redox Signal.* 1999;1(1):5-27.
9. **Shackelford RE, Kaufmann WK, Paules RS.** Oxidative stress and cell cycle checkpoint function. *Free Radic Biol Med.* 2000;28(9):1387-404.
10. **Droge W.** Free radicals in the physiological control of cell function. *Physiol Rev.* 2002;82(1):47-95.
11. **Forman HJ, Torres M.** Reactive oxygen species and cell signaling: respiratory burst in macrophage signaling. *Am J Respir Crit Care Med.* 2002;166(12 Pt 2):S4-8.
12. **Benhar M, Engelberg D, Levitzki A.** ROS, stress-activated kinases and stress signaling in cancer. *EMBO Rep.* 2002;3(5):420-5.
13. **Thannickal VJ, Fanburg BL.** Reactive oxygen species in cell signaling. *Am J Physiol Lung Cell Mol Physiol.* 2000;279(6):L1005-28.
14. **Halliwell B.** Reactive species and antioxidants. Redox biology is a fundamental theme of aerobic life. *Plant Physiol.* 2006;141(2):312-22.
15. **Freeman BA, Crapo JD.** Biology of disease: free radicals and tissue injury. *Lab Invest.* 1982;47(5):412-26.
16. **Turrens JF.** Superoxide production by the mitochondrial respiratory chain. *Biosci Rep.* 1997;17(1):3-8.
17. **Halliwell B.** Tell me about free radicals, doctor: a review. *J R Soc Med.* 1989;82(12):747-52.

Literaturverzeichnis

18. **Papa S, Skulachev VP.** Reactive oxygen species, mitochondria, apoptosis and aging. *Mol Cell Biochem*. 1997;174(1-2):305-19.
19. **Halliwell B, Cross CE.** Oxygen-derived species: their relation to human disease and environmental stress. *Environ Health Perspect*. 1994;102 Suppl 10:5-12.
20. **Boveris A, Oshino N, Chance B.** The cellular production of hydrogen peroxide. *Biochem J*. 1972;128(3):617-30.
21. **Valko M, Leibfritz D, Moncol J, Cronin MT, Mazur M, Telser J.** Free radicals and antioxidants in normal physiological functions and human disease. *Int J Biochem Cell Biol*. 2007;39(1):44-84.
22. **Sies H, Cadenas E.** Oxidative stress: damage to intact cells and organs. *Philos Trans R Soc Lond B Biol Sci*. 1985;311(1152):617-31.
23. **Halliwell B.** Oxidants and the central nervous system: some fundamental questions. Is oxidant damage relevant to Parkinson's disease, Alzheimer's disease, traumatic injury or stroke? *Acta Neurol Scand Suppl*. 1989;126:23-33.
24. **Oliver CN, Ahn BW, Moerman EJ, Goldstein S, Stadtman ER.** Age-related changes in oxidized proteins. *J Biol Chem*. 1987;262(12):5488-91.
25. **Agarwal S, Sohal RS.** Aging and protein oxidative damage. *Mech Ageing Dev*. 1994;75(1):11-9.
26. **Stadtman ER, Berlett BS.** Reactive oxygen-mediated protein oxidation in aging and disease. *Chem Res Toxicol*. 1997;10(5):485-94.
27. **Fridovich I, Freeman B.** Antioxidant defenses in the lung. *Annu Rev Physiol*. 1986;48:693-702.
28. **Mannervik B, Danielson UH.** Glutathione transferases--structure and catalytic activity. *CRC Crit Rev Biochem*. 1988;23(3):283-337.
29. **Halliwell B, Aeschbach R, Loliger J, Aruoma OI.** The characterization of antioxidants. *Food Chem Toxicol*. 1995;33(7):601-17.
30. **Frei B, Kim MC, Ames BN.** Ubiquinol-10 is an effective lipid-soluble antioxidant at physiological concentrations. *Proc Natl Acad Sci U S A*. 1990;87(12):4879-83.
31. **Hatefi Y.** Coenzyme Q (Ubiquinone). *Adv Enzymol Relat Areas Mol Biol*. 1963;25:275-328.

Literaturverzeichnis

32. **Crane FL.** Comments on the discovery of coenzyme Q: a commentary on 'Isolation of a Quinone from Beef Heart Mitochondria'. *Biochim Biophys Acta*. 1989;1000:358-61.
33. **Ramasarma T.** Natural occurrence and distribution of coenzyme Q. In: LENAZ G, ed. *Coenzyme Q*. New York: Wiley, Chichester; 1985:S. 67 – 81.
34. **Aberg F, Appelkvist EL, Dallner G, Ernster L.** Distribution and redox state of ubiquinones in rat and human tissues. *Arch Biochem Biophys*. 1992;295(2):230-4.
35. **Rauchova H, Drahota Z, Lenaz G.** Function of coenzyme Q in the cell: some biochemical and physiological properties. *Physiol Res*. 1995;44(4):209-16.
36. **Crane FL.** Distribution of ubiquinones. In: Morton RA, ed. *Biochemistry of quinones*. London: Academic Press; 1965:S. 183 – 206.
37. **Ernster L, Dallner G.** Biochemical, physiological and medical aspects of ubiquinone function. *Biochim Biophys Acta*. 1995;1271(1):195-204.
38. **Landi L, Fiorentini D, Galli MC, Segura-Aguilar J, Beyer RE.** DT-Diaphorase maintains the reduced state of ubiquinones in lipid vesicles thereby promoting their antioxidant function. *Free Radic Biol Med*. 1997;22(1-2):329-35.
39. **Beyer RE, Segura-Aguilar J, Di Bernardo S, et al.** The role of DT-diaphorase in the maintenance of the reduced antioxidant form of coenzyme Q in membrane systems. *Proc Natl Acad Sci U S A*. 1996;93(6):2528-32.
40. **Mohora M, Katona E, Dinu V.** Pro- and antioxidant functions of quinones in mammalian cells. *Rom J Intern Med*. 1999;37(1):3-14.
41. **Morre DM, Lenaz G, Morre DJ.** Surface oxidase and oxidative stress propagation in aging. *J Exp Biol*. 2000;203(Pt 10):1513-21.
42. **Beyer RE.** The participation of coenzyme Q in free radical production and antioxidation. *Free Radic Biol Med*. 1990;8(6):545-65.
43. **Villalba JM, Navarro F, Gomez-Diaz C, Arroyo A, Bello RI, Navas P.** Role of cytochrome b5 reductase on the antioxidant function of coenzyme Q in the plasma membrane. *Mol Aspects Med*. 1997;18 Suppl:S7-13.
44. **Beyer RE.** The role of ascorbate in antioxidant protection of biomembranes: interaction with vitamin E and coenzyme Q. *J Bioenerg Biomembr*. 1994;26(4):349-58.

Literaturverzeichnis

45. **Hanaki Y, Sugiyama S, Ozawa T, Ohno M.** Coenzyme Q10 and coronary artery disease. *Clin Investig*. 1993;71(8 Suppl):S112-5.
46. **Baggio E, Gandini R, Plancher AC, Passeri M, Carmosino G.** Italian multicenter study on the safety and efficacy of coenzyme Q10 as adjunctive therapy in heart failure (interim analysis). The CoQ10 Drug Surveillance Investigators. *Clin Investig*. 1993;71(8 Suppl):S145-9.
47. **Thomas SR, Witting PK, Stocker R.** A role for reduced coenzyme Q in atherosclerosis? *Biofactors*. 1999;9(2-4):207-24.
48. **Folkers K.** Relevance of the biosynthesis of coenzyme Q10 and of the four bases of DNA as a rationale for the molecular causes of cancer and a therapy. *Biochem Biophys Res Commun*. 1996;224(2):358-61.
49. **Folkers K, Osterborg A, Nylander M, Morita M, Mellstedt H.** Activities of vitamin Q10 in animal models and a serious deficiency in patients with cancer. *Biochem Biophys Res Commun*. 1997;234(2):296-9.
50. **Dam H.** The antihaemorrhagic vitamin of the chick. *Biochem J*. 1935;29(6):1273-85.
51. **Doisy EA, Binkley SB, Thayer SA, McKee RW.** Vitamin K. *Science*. 1940;91(2351):58-62.
52. **Zetterstrom R.** H. C. P. Dam (1895-1976) and E. A. Doisy (1893-1986): the discovery of antihaemorrhagic vitamin and its impact on neonatal health. *Acta Paediatr*. 2006;95(6):642-4.
53. **Suttie JW.** Vitamin K-dependent carboxylase. *Annu Rev Biochem*. 1985;54:459-77.
54. **Shearer MJ.** Vitamin K metabolism and nutriture. *Blood Rev*. 1992;6(2):92-104.
55. **Okano T, Shimomura Y, Yamane M, et al.** Conversion of phylloquinone (Vitamin K1) into menaquinone-4 (Vitamin K2) in mice: two possible routes for menaquinone-4 accumulation in cerebra of mice. *J Biol Chem*. 2008;283(17):11270-9.
56. **Davidson RT, Foley AL, Engelke JA, Suttie JW.** Conversion of dietary phylloquinone to tissue menaquinone-4 in rats is not dependent on gut bacteria. *J Nutr*. 1998;128(2):220-3.
57. **MacMillan F, Hanley J, van der Weerd L, Knupling M, Un S, Rutherford AW.** Orientation of the phylloquinone electron acceptor anion radical in photosystem I. *Biochemistry*. 1997;36(31):9297-303.

Literaturverzeichnis

58. **Suttie JW.** Synthesis of vitamin K-dependent proteins. *Faseb J.* 1993;7(5):445-52.
59. **Frick PG, Riedler G, Brogli H.** Dose response and minimal daily requirement for vitamin K in man. *J Appl Physiol.* 1967;23(3):387-9.
60. **Thijssen HH, Drittij-Reijnders MJ.** Vitamin K distribution in rat tissues: dietary phylloquinone is a source of tissue menaquinone-4. *Br J Nutr.* 1994;72(3):415-25.
61. **Kohlmeier M, Salomon A, Saupe J, Shearer MJ.** Transport of vitamin K to bone in humans. *J Nutr.* 1996;126(4 Suppl):1192S-6S.
62. **Lamon-Fava S, Sadowski JA, Davidson KW, O'Brien ME, McNamara JR, Schaefer EJ.** Plasma lipoproteins as carriers of phylloquinone (vitamin K1) in humans. *Am J Clin Nutr.* 1998;67(6):1226-31.
63. **Oldenburg J, Bevans CG, Muller CR, Watzka M.** Vitamin K epoxide reductase complex subunit 1 (VKORC1): the key protein of the vitamin K cycle. *Antioxid Redox Signal.* 2006;8(3-4):347-53.
64. **Wallin R, Martin LF.** Vitamin K-dependent carboxylation and vitamin K metabolism in liver. Effects of warfarin. *J Clin Invest.* 1985;76(5):1879-84.
65. **Li J, Lin JC, Wang H, et al.** Novel role of vitamin k in preventing oxidative injury to developing oligodendrocytes and neurons. *J Neurosci.* 2003;23(13):5816-26.
66. **Vervoort LM, Ronden JE, Thijssen HH.** The potent antioxidant activity of the vitamin K cycle in microsomal lipid peroxidation. *Biochem Pharmacol.* 1997;54(8):871-6.
67. **Mukai K, Morimoto H, Kikuchi S, Nagaoka S.** Kinetic study of free-radical-scavenging action of biological hydroquinones (reduced forms of ubiquinone, vitamin K and tocopherol quinone) in solution. *Biochim Biophys Acta.* 1993;1157(3):313-7.
68. **Mukai K, Itoh S, Morimoto H.** Stopped-flow kinetic study of vitamin E regeneration reaction with biological hydroquinones (reduced forms of ubiquinone, vitamin K, and tocopherolquinone) in solution. *J Biol Chem.* 1992;267(31):22277-81.
69. **Iwasaki-Ishizuka Y, Yamato H, Murayama H, et al.** Menatetrenone ameliorates reduction in bone mineral density and bone strength in sciatic neurectomized rats. *J Nutr Sci Vitaminol (Tokyo).* 2003;49(4):256-61.

Literaturverzeichnis

70. **Li T, Chang CY, Jin DY, Lin PJ, Khvorova A, Stafford DW.** Identification of the gene for vitamin K epoxide reductase. *Nature*. 2004;427(6974):541-4.
71. **Rost S, Fregin A, Ivaskevicius V, et al.** Mutations in VKORC1 cause warfarin resistance and multiple coagulation factor deficiency type 2. *Nature*. 2004;427(6974):537-41.
72. **Campbell H.** Nutrition classics from The Journal of Biological Chemistry 138:21-33, 1941. Studies on the hemorrhagic sweet clover disease. IV. The isolation and crystallization of the hemorrhagic agent by Harold A. Campbell and Karl Paul Link. *Nutr Rev*. 1974;32(8):244-6.
73. **Bell RG, Matschiner JT.** Warfarin and the inhibition of vitamin K activity by an oxide metabolite. *Nature*. 1972;237(5349):32-3.
74. **Matschiner JT, Bell RG, Amelotti JM, Knauer TE.** Isolation and characterization of a new metabolite of phylloquinone in the rat. *Biochim Biophys Acta*. 1970;201(2):309-15.
75. **Price PA, Urist MR, Otawara Y.** Matrix Gla protein, a new gamma-carboxyglutamic acid-containing protein which is associated with the organic matrix of bone. *Biochem Biophys Res Commun*. 1983;117(3):765-71.
76. **Shearer MJ.** Role of vitamin K and Gla proteins in the pathophysiology of osteoporosis and vascular calcification. *Curr Opin Clin Nutr Metab Care*. 2000;3(6):433-8.
77. **Saxena SP, Israels ED, Israels LG.** Novel vitamin K-dependent pathways regulating cell survival. *Apoptosis*. 2001;6(1-2):57-68.
78. **Furie B, Furie BC.** The molecular basis of blood coagulation. *Cell*. 1988;53(4):505-18.
79. **Wu SM, Morris DP, Stafford DW.** Identification and purification to near homogeneity of the vitamin K-dependent carboxylase. *Proc Natl Acad Sci U S A*. 1991;88(6):2236-40.
80. **Luo G, Ducy P, McKee MD, et al.** Spontaneous calcification of arteries and cartilage in mice lacking matrix GLA protein. *Nature*. 1997;386(6620):78-81.
81. **Hart JP, Shearer MJ, Klenerman L, et al.** Electrochemical detection of depressed circulating levels of vitamin K1 in osteoporosis. *J Clin Endocrinol Metab*. 1985;60(6):1268-9.

Literaturverzeichnis

82. **Berkner KL, Runge KW.** The physiology of vitamin K nutriture and vitamin K-dependent protein function in atherosclerosis. *J Thromb Haemost*. 2004;2(12):2118-32.
83. **Wallin R, Stanton C, Hutson SM.** Intracellular maturation of the gamma-carboxyglutamic acid (Gla) region in prothrombin coincides with release of the propeptide. *Biochem J*. 1993;291 (Pt 3):723-7.
84. **Wajih N, Hutson SM, Wallin R.** Disulfide-dependent protein folding is linked to operation of the vitamin K cycle in the endoplasmic reticulum. A protein disulfide isomerase-VKORC1 redox enzyme complex appears to be responsible for vitamin K1 2,3-epoxide reduction. *J Biol Chem*. 2007;282(4):2626-35.
85. **Sevier CS, Qu H, Heldman N, Gross E, Fass D, Kaiser CA.** Modulation of cellular disulfide-bond formation and the ER redox environment by feedback regulation of Ero1. *Cell*. 2007;129(2):333-44.
86. **Tu BP, Ho-Schleyer SC, Travers KJ, Weissman JS.** Biochemical basis of oxidative protein folding in the endoplasmic reticulum. *Science*. 2000;290(5496):1571-4.
87. **Stafford DW.** The vitamin K cycle. *J Thromb Haemost*. 2005;3(8):1873-8.
88. **Jin DY, Tie JK, Stafford DW.** The conversion of vitamin K epoxide to vitamin K quinone and vitamin K quinone to vitamin K hydroquinone uses the same active site cysteines. *Biochemistry*. 2007;46(24):7279-83.
89. **Tie JK, Stafford DW.** Structure and function of vitamin K epoxide reductase. *Vitam Horm*. 2008;78:103-30.
90. **Spohn G, Kleinridders A, Wunderlich FT, et al.** VKORC1 deficiency in mice causes early postnatal lethality due to severe bleeding. *Thromb Haemost*. 2009;101(6):1044-50.
91. **Oldenburg J, Watzka M, Rost S, Muller CR.** VKORC1: molecular target of coumarins. *J Thromb Haemost*. 2007;5 Suppl 1:1-6.
92. **Chu PH, Huang TY, Williams J, Stafford DW.** Purified vitamin K epoxide reductase alone is sufficient for conversion of vitamin K epoxide to vitamin K and vitamin K to vitamin KH2. *Proc Natl Acad Sci U S A*. 2006;103(51):19308-13.
93. **Goodstadt L, Ponting CP.** Vitamin K epoxide reductase: homology, active site and catalytic mechanism. *Trends Biochem Sci*. 2004;29(6):289-92.

Literaturverzeichnis

94. **Rost S, Fregin A, Hunerberg M, Bevans CG, Muller CR, Oldenburg J.** Site-directed mutagenesis of coumarin-type anticoagulant-sensitive VKORC1: evidence that highly conserved amino acids define structural requirements for enzymatic activity and inhibition by warfarin. *Thromb Haemost*. 2005;94(4):780-6.

95. **Saiki RK, Gelfand DH, Stoffel S, et al.** Primer-directed enzymatic amplification of DNA with a thermostable DNA polymerase. *Science*. 1988;239(4839):487-91.

96. **Sanger F, Nicklen S, Coulson AR.** DNA sequencing with chain-terminating inhibitors. *Proc Natl Acad Sci U S A*. 1977;74(12):5463-7.

97. **Lowry OH, Rosebrough NJ, Farr AL, Randall RJ.** Protein measurement with the Folin phenol reagent. *J Biol Chem*. 1951;193(1):265-75.

98. **Denizot F, Lang R.** Rapid colorimetric assay for cell growth and survival. Modifications to the tetrazolium dye procedure giving improved sensitivity and reliability. *J Immunol Methods*. 1986;89(2):271-7.

99. **Gerlier D, Thomasset N.** Use of MTT colorimetric assay to measure cell activation. *J Immunol Methods*. 1986;94(1-2):57-63.

100. **Hempel SL, Buettner GR, O'Malley YQ, Wessels DA, Flaherty DM.** Dihydrofluorescein diacetate is superior for detecting intracellular oxidants: comparison with 2',7'-dichlorodihydrofluorescein diacetate, 5(and 6)-carboxy-2',7'-dichlorodihydrofluorescein diacetate, and dihydrorhodamine 123. *Free Radic Biol Med*. 1999;27(1-2):146-59.

101. **Halliwell B, Whiteman M.** Measuring reactive species and oxidative damage in vivo and in cell culture: how should you do it and what do the results mean? *Br J Pharmacol*. 2004;142(2):231-55.

102. **Tishler MF, L. F. Wendler, N. L.** Hydro, Oxido and Other Derivatives of Vitamin K1 and Related Compounds. *Journal of the American Chemical Society*. 1940;60(10):2866-2871.

103. **Cartharius K, Frech K, Grote K, et al.** MatInspector and beyond: promoter analysis based on transcription factor binding sites. *Bioinformatics*. 2005;21(13):2933-42.

104. **Khan EM, Heidinger JM, Levy M, Lisanti MP, Ravid T, Goldkorn T.** Epidermal growth factor receptor exposed to oxidative stress undergoes Src- and caveolin-1-dependent perinuclear trafficking. *J Biol Chem*. 2006;281(20):14486-93.

105. **Liu LZ, Hu XW, Xia C, et al.** Reactive oxygen species regulate epidermal growth factor-induced vascular endothelial growth factor and hypoxia-inducible factor-1alpha expression through activation of AKT and P70S6K1 in human ovarian cancer cells. *Free Radic Biol Med*. 2006;41(10):1521-33.

106. **Xu Y, Liu C, Clark JC, Whitsett JA.** Functional genomic responses to cystic fibrosis transmembrane conductance regulator (CFTR) and CFTR(delta508) in the lung. *J Biol Chem*. 2006;281(16):11279-91.

107. **Cullingford TE, Butler MJ, Marshall AK, Tham el L, Sugden PH, Clerk A.** Differential regulation of Kruppel-like factor family transcription factor expression in neonatal rat cardiac myocytes: effects of endothelin-1, oxidative stress and cytokines. *Biochim Biophys Acta*. 2008;1783(6):1229-36.

108. **Akiba S, Chiba M, Mukaida Y, Sato T.** Involvement of reactive oxygen species and SP-1 in fibronectin production by oxidized LDL. *Biochem Biophys Res Commun*. 2003;310(2):491-7.

109. **Xu C, Li CY, Kong AN.** Induction of phase I, II and III drug metabolism/transport by xenobiotics. *Arch Pharm Res*. 2005;28(3):249-68.

110. **Cox JS, Walter P.** A novel mechanism for regulating activity of a transcription factor that controls the unfolded protein response. *Cell*. 1996;87(3):391-404.

111. **Hilfiker-Kleiner D, Hilfiker A, Schieffer B, et al.** TNFalpha decreases alphaMHC expression by a NO mediated pathway: role of E-box transcription factors for cardiomyocyte specific gene regulation. *Cardiovasc Res*. 2002;53(2):460-9.

112. **Li T, Lu L.** Functional role of CCCTC binding factor (CTCF) in stress-induced apoptosis. *Exp Cell Res*. 2007;313(14):3057-65.

113. **Kwong M, Kan YW, Chan JY.** The CNC basic leucine zipper factor, Nrf1, is essential for cell survival in response to oxidative stress-inducing agents. Role for Nrf1 in gamma-gcs(l) and gss expression in mouse fibroblasts. *J Biol Chem*. 1999;274(52):37491-8.

114. **Young TW, Mei FC, Yang G, Thompson-Lanza JA, Liu J, Cheng X.** Activation of antioxidant pathways in ras-mediated oncogenic transformation of human surface ovarian epithelial cells revealed by

functional proteomics and mass spectrometry. *Cancer Res.* 2004;64(13):4577-84.

115. **Stadtman ER, Berlett BS.** Reactive oxygen-mediated protein oxidation in aging and disease. *Drug Metab Rev.* 1998;30(2):225-43.

116. **Bongarzone ER, Pasquini JM, Soto EF.** Oxidative damage to proteins and lipids of CNS myelin produced by in vitro generated reactive oxygen species. *J Neurosci Res.* 1995;41(2):213-21.

117. **Halliwell B.** Antioxidant defence mechanisms: from the beginning to the end (of the beginning). *Free Radic Res.* 1999;31(4):261-72.

118. **Toomre D, Keller P, White J, Olivo JC, Simons K.** Dual-color visualization of trans-Golgi network to plasma membrane traffic along microtubules in living cells. *J Cell Sci.* 1999;112 (Pt 1):21-33.

119. **Zou J, Ye Y, Welshhans K, et al.** Expression and optical properties of green fluorescent protein expressed in different cellular environments. *J Biotechnol.* 2005;119(4):368-78.

120. **Alberts B, Jaenicke L.** *Molekularbiologie der Zelle*. 4 ed Wiley-VCH; 2003.

121. **Yin T, Hanada H, Miyashita K, et al.** No association between vitamin K epoxide reductase complex subunit 1-like 1 (VKORC1L1) and the variability of warfarin dose requirement in a Japanese patient population. *Thromb Res.* 2008;122(2):179-84.

122. **Preusch PC, Suttie JW.** Relationship of dithiothreitol-dependent microsomal vitamin K quinone and vitamin K epoxide reductases inhibition of epoxide reduction by vitamin K quinone. *Biochim Biophys Acta.* 1984;798(1):141-3.

123. **Siegel D, Bolton EM, Burr JA, Liebler DC, Ross D.** The reduction of alpha-tocopherolquinone by human NAD(P)H: quinone oxidoreductase: the role of alpha-tocopherolhydroquinone as a cellular antioxidant. *Mol Pharmacol.* 1997;52(2):300-5.

124. **Ronden JE, Soute BA, Thijssen HH, Saupe J, Vermeer C.** Natural prenylquinones inhibit the enzymes of the vitamin K cycle in vitro. *Biochim Biophys Acta.* 1996;1298(1):87-94.

125. **Mudway IS, Kelly FJ.** Modeling the interactions of ozone with pulmonary epithelial lining fluid antioxidants. *Toxicol Appl Pharmacol.* 1998;148(1):91-100.

Literaturverzeichnis

126. **Wassmann S, Wassmann K, Nickenig G.** Regulation of antioxidant and oxidant enzymes in vascular cells and implications for vascular disease. *Curr Hypertens Rep*. 2006;8(1):69-78.
127. **Chretien S, Dubart A, Beaupain D, et al.** Alternative transcription and splicing of the human porphobilinogen deaminase gene result either in tissue-specific or in housekeeping expression. *Proc Natl Acad Sci U S A*. 1988;85(1):6-10.
128. **Morel Y, Barouki R.** Repression of gene expression by oxidative stress. *Biochem J*. 1999;342 Pt 3:481-96.
129. **Dalton TP, Shertzer HG, Puga A.** Regulation of gene expression by reactive oxygen. *Annu Rev Pharmacol Toxicol*. 1999;39:67-101.
130. **Hirode M, Omura K, Kiyosawa N, et al.** Gene expression profiling in rat liver treated with various hepatotoxic-compounds inducing coagulopathy. *J Toxicol Sci*. 2009;34(3):281-93.
131. **Kaufmann P, Torok M, Hanni A, Roberts P, Gasser R, Krahenbuhl S.** Mechanisms of benzarone and benzbromarone-induced hepatic toxicity. *Hepatology*. 2005;41(4):925-35.
132. **Qu B, Li QT, Wong KP, Tan TM, Halliwell B.** Mechanism of clofibrate hepatotoxicity: mitochondrial damage and oxidative stress in hepatocytes. *Free Radic Biol Med*. 2001;31(5):659-69.
133. **Scaringi L, Cornacchione P, Ayroldi E, et al.** Omeprazole induces apoptosis in jurkat cells. *Int J Immunopathol Pharmacol*. 2004;17(3):331-42.
134. **Sun F, Hayami S, Ogiri Y, et al.** Evaluation of oxidative stress based on lipid hydroperoxide, vitamin C and vitamin E during apoptosis and necrosis caused by thioacetamide in rat liver. *Biochim Biophys Acta*. 2000;1500(2):181-5.
135. **McCabe PF, Leaver CJ.** Programmed cell death in cell cultures. *Plant Mol Biol*. 2000;44(3):359-68.
136. **Mosmann T.** Rapid colorimetric assay for cellular growth and survival: application to proliferation and cytotoxicity assays. *J Immunol Methods*. 1983;65(1-2):55-63.
137. **Yang J, Wu LJ, Tashino S, Onodera S, Ikejima T.** Reactive oxygen species and nitric oxide regulate mitochondria-dependent apoptosis and

Literaturverzeichnis

autophagy in evodiamine-treated human cervix carcinoma HeLa cells. *Free Radic Res.* 2008;42(5):492-504.

138. **Beyer RE, Segura-Aguilar J, di Bernardo S, et al.** The two-electron quinone reductase DT-diaphorase generates and maintains the antioxidant (reduced) form of coenzyme Q in membranes. *Mol Aspects Med.* 1997;18 Suppl:S15-23.

139. **Scandalios JG.** Oxidative stress responses--what have genome-scale studies taught us? *Genome Biol.* 2002;3(7):REVIEWS1019.

140. **Watanabe N, Dickinson DA, Liu RM, Forman HJ.** Quinones and glutathione metabolism. *Methods Enzymol.* 2004;378:319-40.

141. **Balcerczyk A, Soszynski M, Rybaczek D, et al.** Induction of apoptosis and modulation of production of reactive oxygen species in human endothelial cells by diphenyleneiodonium. *Biochem Pharmacol.* 2005;69(8):1263-73.

142. **Horke S, Witte I, Wilgenbus P, Kruger M, Strand D, Forstermann U.** Paraoxonase-2 reduces oxidative stress in vascular cells and decreases endoplasmic reticulum stress-induced caspase activation. *Circulation.* 2007;115(15):2055-64.

143. **Horke S, Witte I, Wilgenbus P, et al.** Protective effect of paraoxonase-2 against endoplasmic reticulum stress-induced apoptosis is lost upon disturbance of calcium homoeostasis. *Biochem J.* 2008;416(3):395-405.

144. **Mazlan M, Sue Mian T, Mat Top G, Zurinah Wan Ngah W.** Comparative effects of alpha-tocopherol and gamma-tocotrienol against hydrogen peroxide induced apoptosis on primary-cultured astrocytes. *J Neurol Sci.* 2006;243(1-2):5-12.

145. **Dimayuga FO, Wang C, Clark JM, Dimayuga ER, Dimayuga VM, Bruce-Keller AJ.** SOD1 overexpression alters ROS production and reduces neurotoxic inflammatory signaling in microglial cells. *J Neuroimmunol.* 2007;182(1-2):89-99.

146. **Barouki R, Morel Y.** [Biological targets of oxidative stress]. *Journ Annu Diabetol Hotel Dieu.* 2001:65-73.

147. **Sohal RS, Agarwal S, Dubey A, Orr WC.** Protein oxidative damage is associated with life expectancy of houseflies. *Proc Natl Acad Sci U S A.* 1993;90(15):7255-9.

Literaturverzeichnis

148. **Garland D, Russell P, Zigler JS, Jr.** The oxidative modification of lens proteins. *Basic Life Sci*. 1988;49:347-52.
149. **Berlett BS, Stadtman ER.** Protein oxidation in aging, disease, and oxidative stress. *J Biol Chem*. 1997;272(33):20313-6.
150. **Starke PE, Oliver CN, Stadtman ER.** Modification of hepatic proteins in rats exposed to high oxygen concentration. *Faseb J*. 1987;1(1):36-9.
151. **Dias-Gunasekara S, Gubbens J, van Lith M, et al.** Tissue-specific expression and dimerization of the endoplasmic reticulum oxidoreductase Ero1beta. *J Biol Chem*. 2005;280(38):33066-75.
152. **Gross E, Sevier CS, Heldman N, et al.** Generating disulfides enzymatically: reaction products and electron acceptors of the endoplasmic reticulum thiol oxidase Ero1p. *Proc Natl Acad Sci U S A*. 2006;103(2):299-304.
153. **Inaba K.** Disulfide bond formation system in Eschericia coli. *J Biochem*. 2009.
154. **Inaba K, Takahashi YH, Ito K, Hayashi S.** Critical role of a thiolate-quinone charge transfer complex and its adduct form in de novo disulfide bond generation by DsbB. *Proc Natl Acad Sci U S A*. 2006;103(2):287-92.
155. **Inaba K, Murakami S, Nakagawa A, et al.** Dynamic nature of disulphide bond formation catalysts revealed by crystal structures of DsbB. *Embo J*. 2009;28(6):779-91.

8 Publikationsliste

Publikationen:

„Human Vitamin K 2,3-Epoxide Reductase Complex Subunit 1-like 1 (VKORC1L1) Mediates Vitamin K-dependent Intracellular Antioxidant Function."

Westhofen P, Watzka M, Marinova M, Hass M, Kirfel G, Müller J, Bevans CG, Müller CR, Oldenburg J.

J Biol Chem. **2011** Apr 29;286(17):15085-94.

„Polymorphisms in VKORC1 and GGCX are not major genetic determinants of vitamin K-dependent coagulation factor activity in Western Germans."

Watzka M*, Westhofen P*, Hass M, Marinova M, Pötzsch B, Oldenburg J.
Thromb Haemost. **2009** Aug;102(2):418-20.

Posterpräsentationen:

„Functional promoter polymorphism in the VKORC1 gene is no major genetic determinant for vitamin K dependent coagulation factor activity"

Marinova M, Westhofen P, Watzka M, Pötzsch B, Oldenburg J

Hämophilie-Symposion **Hamburg 2006**

„Antioxidant properties of VKORC1L1"

Westhofen P, Watzka M, Marinova M, Hass M, Oldenburg J

GTH **Wiesbaden 2008**; *Hämophilie-Symposion* **Hamburg 2008**

„Comparison of Vitamin K1 and K2 kinetics of VKORC1"

Marinova M, Westhofen P, Watzka M, Hass M, Müller-Reible C, Lütjohann D, Oldenburg J

GTH **Wiesbaden 2008**; *Hämophilie-Symposion* **Hamburg 2007**

„New insight into the function of VKORC1L1"

Westhofen P, Watzka M, Marinova M, Hass M, Oldenburg J

ISTH **Boston 2009**; *GTH* **Wien 2009**; *Hämophilie-Symposion* **Hamburg 2009**

Publikationsliste

„Substrate specificity of VKORC1"

Marinova M, Westhofen P, Watzka M, Hass M, Lütjohann D, Oldenburg J

*ISTH **Boston 2009**; GTH **Wien 2009**; Hämophilie-Symposion **Hamburg 2008***

„NQO1: A bypass of the vitamin K-cycle ?"

Czogalla K.J, Watzka M, Marinova M, Westhofen P, Müller J, Oldenburg J

*Hämophilie-Symposion **Hamburg 2009***

Vorträge:

Vitamin K Oxido-Reductase C1 L1: A new player in the fundamental concept of intracellular redox homeostasis

55. Jahrestagung der Gesellschaft für Thrombose- und Hämostaseforschung e.V. **Wiesbaden 2011**

im Rahmen der Fortbildungsveranstaltung im

Institut für Experimentelle Hämatologie und Transfusionsmedizin, Universität Bonn

Fibrin Fibers Have Extraordinary Extensibility and Elasticity

Westhofen P, 19.12.2006

Mitochondrien: Kraftwerke der Zelle und mitochondriale Krankheiten

Westhofen P, 25.09.2007

VKORC1L1 - Function and localization

Westhofen P, 08.10.2008

VKORC1L1 - Function and localization – Update

Westhofen P, 24.03.2009

9 Danksagung

An dieser Stelle möchte ich mich bei all denen bedanken, die zum Gelingen dieser Arbeit beigetragen haben:

Allen voran möchte ich mich herzlichst bei meinem Doktorvater Herrn Prof. Dr. Johannes Oldenburg für sein Vertrauen und seine engagierte Betreuung bedanken. Sein persönliches Interesse, seine Motivation und seine Begeisterung für das vielseitige und äußerst spannende Thema trugen entscheidend zum Fortgang der Arbeit bei. Auch für die Weiterbildungsmöglichkeiten auf Kongressen möchte ich mich an dieser Stelle noch einmal sehr bedanken.

Des Weiteren möchte ich mich bei Herrn Prof. Dr. Waldemar Kolanus für die Übernahme des Korreferats dieser Dissertation und die stete Gesprächsbereitschaft sehr bedanken.

Für seine Unterstützung danke ich auch Herrn Prof. Dr. Hanfland recht herzlich.

Herrn Dr. Matthias Watzka danke ich ungemein für die wissenschaftliche Betreuung während meiner Promotion, für seine zahlreichen Anregungen und wichtigen Ratschläge bei der Durchführung meines Projekts und für seine Unterstützung jeglicher Art. Sein fachliches Wissen, seine Hilfe und seine persönliche Art waren zu jeder Zeit für das Gelingen der Arbeit äußerst wertvoll.

Ein besonders herzliches Dankeschön gilt meiner Kollegin Milka Marinova. Ich möchte mich bei ihr für die perfekte Zusammenarbeit und ihre uneingeschränkte Hilfe bedanken. Mit ihr konnte ich alle wichtigen und unwichtigen Dinge der Arbeit und des Lebens diskutieren, wodurch die Zusammenarbeit unheimlich viel Spaß gemacht hat. хиляди благодарности от цялата си душа и сърце! ФИЛИП

Nicht zu vergessen sind auch Judith Junen und Alexandra Schmitt, die vom ersten Tag an mit Rat und vor allem Tat immer für mich da waren. Beide waren sehr für die nette Integration in die Gruppe verantwortlich und hatten für jedes Problem die

Danksagung

passende Lösung. Vielen lieben Dank! Judith Junen möchte ich an dieser Stelle noch ganz besonders für die geduldige Einarbeitung im schönen alten Hörsaal danken.

Natürlich bedanke ich mich sehr bei den zahlreichen netten Mitarbeitern und ehemaligen Kollegen (vor allem Jan van Üüm und Dr. Jan Grupp), die die Arbeit im Institut so angenehm gemacht haben. Ein besonders großes Dankeschön für die schönen Jahre gilt dabei auch Katrin und Steffi aus unserer Arbeitsgruppe, der AG Schwaab, Nicole, Heike und der übrigen AG El-Maarri, Herrn Dr. Jens Müller, Herrn Dr. Thilo Alberts, Frau Dr. Anna Pavlova und der Routine mit Helena und Inga.

Herrn PD Dr. G. Kirfel vom Institut für Zellbiologie in Bonn bin ich für seine großartige Hilfe am LSM dankbar. Ihm verdanke ich die faszinierenden mikroskopischen Aufnahmen, die für das Abschließen der Arbeit so wichtig waren.

Bei Herrn Prof. Dr. Dr. D. Lütjohann vom Institut für Klinische Chemie und Pharmakologie möchte ich mich auch für seine Hilfsbereitschaft und seine zahlreichen nützlichen Tipps ganz herzlich bedanken.

Neben allen Praktikanten, die ich ab und zu mal betreut habe, ist es mir eine besondere Ehre, meinem ersten Praktikanten Moritz Hass zu danken. Bis heute sorgt er noch täglich mit seiner unkomplizierten Art und Weise für gute Stimmung und im Labor ist er wirklich Gold wert. Auf dem Brett muss er allerdings noch etwas Üben. Aber dat is halt so – bei Praktikanten.

Meinen Eltern, meinen Geschwistern und Freunden möchte ich auch ganz herzlich danken, da sie mir in allen Abschnitten der Arbeit den Rücken gestärkt haben und immer für mich da waren.

Abschließend bedanke ich mich noch bei meiner zukünftigen Frau, Nicole. Vom Abitur, übers Studium bis hin zur Promotion hat sie mich in allen Lebenslagen unterstützt, mir immer beigestanden und alle wichtigen Schritte miterlebt. Zweifellos trägt sie einen großen Anteil an dieser Arbeit. Daher danke ich ihr auch von Herzen und freue mich wahnsinnig auf den nächsten wichtigen Schritt in unserem Leben.

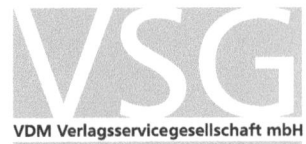

Die VDM Verlagsservicegesellschaft sucht für wissenschaftliche Verlage abgeschlossene und herausragende

Dissertationen, Habilitationen, Diplomarbeiten, Master Theses, Magisterarbeiten usw.

für die kostenlose Publikation als Fachbuch.

Sie verfügen über eine Arbeit, die hohen inhaltlichen und formalen Ansprüchen genügt, und haben Interesse an einer honorarvergüteten Publikation?

Dann senden Sie bitte erste Informationen über sich und Ihre Arbeit per Email an *info@vdm-vsg.de*.

Sie erhalten kurzfristig unser Feedback!

VDM Verlagsservicegesellschaft mbH
Dudweiler Landstr. 99   Telefon +49 681 3720 174
D - 66123 Saarbrücken   Fax   +49 681 3720 1749
www.vdm-vsg.de

Die VDM Verlagsservicegesellschaft mbH vertritt

 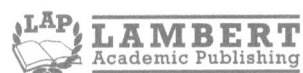 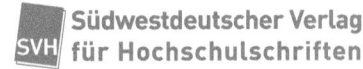

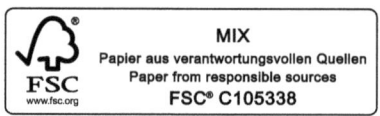

Printed by Books on Demand GmbH, Norderstedt / Germany